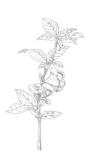

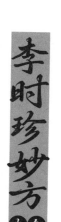

李时珍妙方大全

邹香妮 · 主编

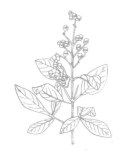

U0386174

黑龙江科学技术出版社

图书在版编目（CIP）数据

李时珍妙方大全 / 邹香妮主编． -- 哈尔滨 ：黑龙
江科学技术出版社，2024. 9. -- ISBN 978-7-5719-2628-
1

Ⅰ．R289.348

中国国家版本馆 CIP 数据核字第 2024MD2488 号

李时珍妙方大全

LI SHIZHEN MIAOFANG DAQUAN

邹香妮　主编

项目总监	薛方闻
策划编辑	沈福威　赵叔月
责任编辑	刘路
排　　版	文贤阁
出　　版	黑龙江科学技术出版社
	地址：哈尔滨市南岗区公安街 70-2 号　邮编：150007
	电话：（0451）53642106　传真：（0451）53642143
	网址：www.lkcbs.cn
发　　行	全国新华书店
印　　刷	三河市金兆印刷装订有限公司
开　　本	710 mm×1000 mm 1/16
印　　张	14
字　　数	180 千字
版　　次	2024 年 9 月第 1 版
印　　次	2024 年 9 月第 1 次印刷
书　　号	ISBN 978-7-5719-2628-1
定　　价	68.00 元

【版权所有，请勿翻印、转载】

巴豆
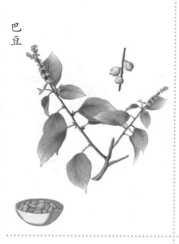

苍术
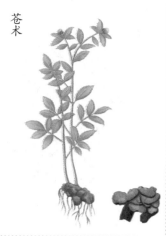

车前草
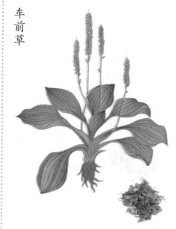

陈皮
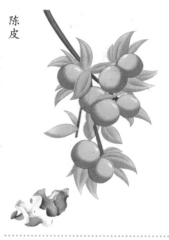

川芎
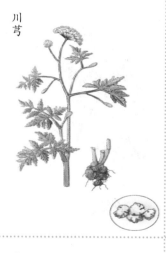

大戟
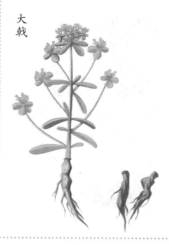

大枣
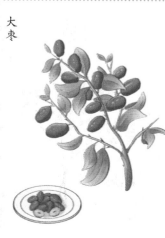

丹参
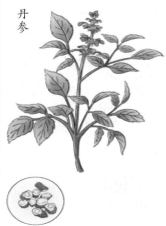

当归
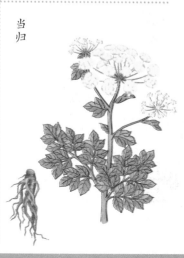

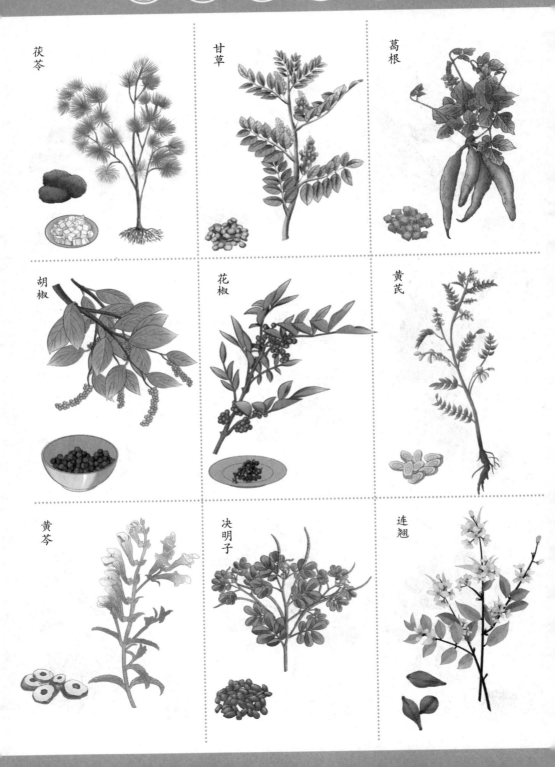

茯苓

甘草

葛根

胡椒

花椒

黄芪

黄芩

决明子

连翘

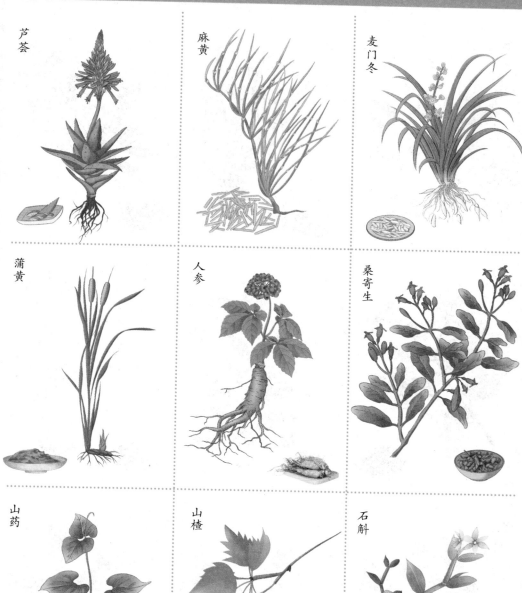

芦荟

麻黄

麦门冬

蒲黄

人参

桑寄生

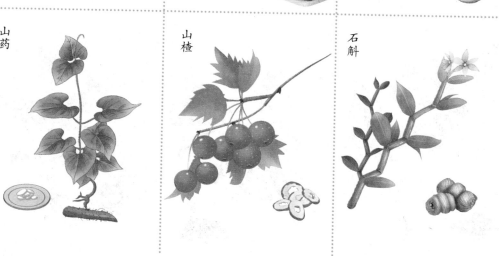

山药

山楂

石斛

桃仁
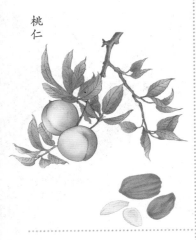

王不留行
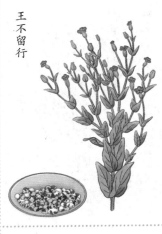

吴茱萸
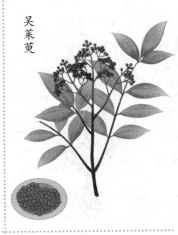

豨莶草
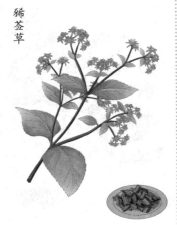

夏枯草
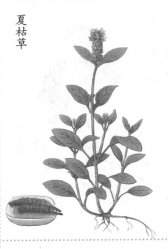

香附
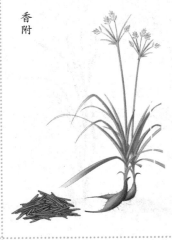

淫羊藿
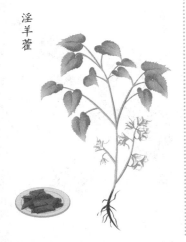

皂荚
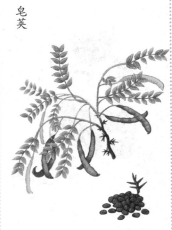

泽泻
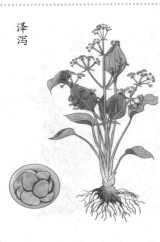

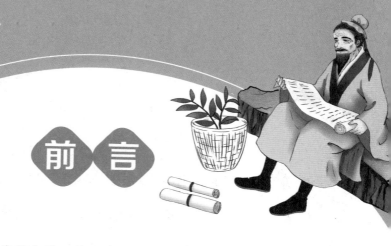

前言

　　李时珍是明代著名的医药学家，被后世尊为"药圣"。他出身中医世家，一生潜心钻研医学，根据多年的行医经验，倾注了毕生心血，编撰完成了享誉世界的鸿篇巨著——《本草纲目》，为中医的传承与发展做出了不可磨灭的贡献。

　　本书以金陵版《本草纲目》为蓝本，精心选取了其中相对简便、实用且有效的方药，舍弃了一些临床不常用、不确切、不易操作的方药。本书按照现代中医的分类方法进行分章，包含内科、外科、妇科、男科、儿科、皮肤科、五官科、骨科八章，读者可以根据不同科的常见疾病寻找药方，方便快捷，一目了然。在编写体例方面，从组成、用法、方源、病征等方面入手，对每个方药都进行了详细的介绍，以便读者能更好地认识方药。另外，为了增加读者对中草药的认识，我们还设置了常见中草药详解的板块，力求使本书更具实用性和科学性。

需要说明的是，书中所列中药名由于年代久远，药材产地品种繁杂，有同药异名的现象，使用时请核对。另外，方药中涉及被国家明令禁止的保护动物，如虎骨、犀角等，只是帮助读者理解方药的原理，在现实生活中则需要遵医嘱使用，并可以用其他药物替代。最后，使用本书方药时一定要因人而异，临床须辨证施治，灵活应用。

本书内提供的治疗方法、药材仅供参考，不能代替医生的诊断和治疗建议。在面对健康问题时，您应该咨询专业医生或相关医疗机构，谨遵医嘱，以获取准确、可靠的诊断和治疗建议。

鉴于编写时间仓促，如有不足之处，希望广大读者提出宝贵意见，以便再版时加以改正。

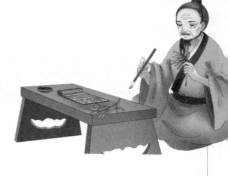

目 录

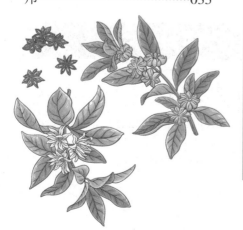

李时珍妙方大全

第三章　妇科妙方

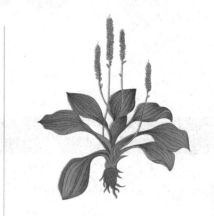

第四章　男科妙方

第五章　儿科妙方

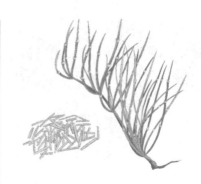

第六章　皮肤科妙方

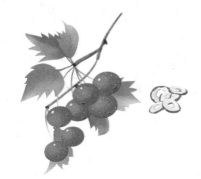

第七章　五官科妙方

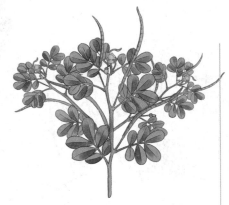

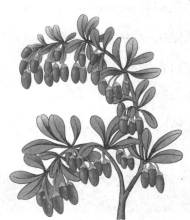

第八章　骨科妙方

附　录

第一章

内科妙方

本章主要收录内科疾病妙方，内容包括头痛、发热、伤风感冒、支气管炎、哮喘等疾病的症状，每个症状中还会细分不同反应，给出针对性的方剂。

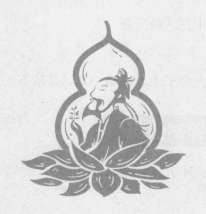

头痛

　　头痛是神经系统最常见的症状，是指眉弓以上至枕下部和颈上部范围内的疼痛。引发头痛的原因有很多，如神经痛、颅内感染、颅内占位性病变、脑血管疾病以及全身性疾病。另外，精神紧张、压力过大也会引起头痛。

头风睛痛

[方　源]　《本草纲目》卷十四·莎草、香附子条。

[组　成]　香附子一两，藿香叶、甘草各二钱。

[用　法]　上药为末。每服二钱，沸汤入盐调下。

偏正头风

[方　源]　《本草纲目》卷十三·防风条。

[组　成]　防风、白芷等分。

[用　法]　上药为末，炼蜜丸弹子大。每嚼一丸，茶清下。

猝然头痛

[方　源]　《本草纲目》卷三十九·蚕条。

[组　成]　白僵蚕末二钱。

[用　法]　上药，以熟水下，立瘥。

头痛发汗

[方　源]　《本草纲目》卷十八·萆薢条。

[组　成]　萆薢、旋覆花、虎头骨（酥炙）等分。

[用　法]　上药为散。欲发时，以温酒服二钱，暖卧取汗，立瘥。

头痛欲裂

[方　源]　《本草纲目》卷十四·当归条。

[组　成]　当归二两。

[用　法]　上药以酒一升，煮取六合，饮之，日再服。

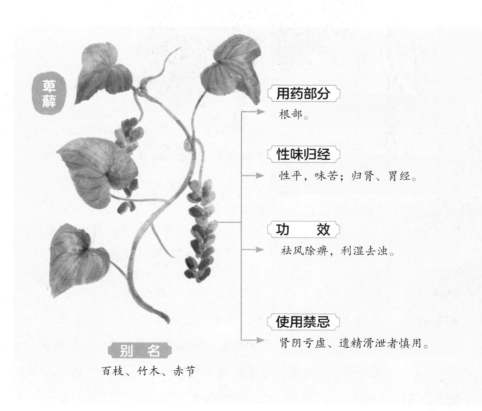

萆薢

用药部分
根部。

性味归经
性平，味苦；归肾、胃经。

功　效
祛风除痹，利湿去浊。

使用禁忌
肾阴亏虚、遗精滑泄者慎用。

别　名
百枝、竹木、赤节

当归

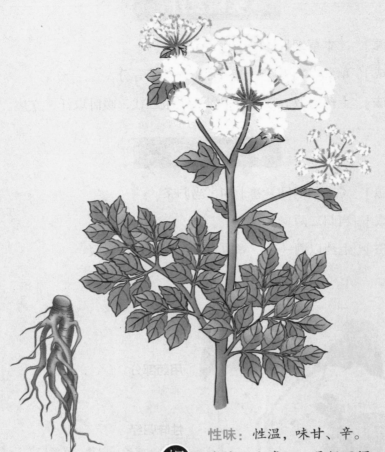

根

性味： 性温，味甘、辛。

主治： 血虚证，月经不调，经闭，痛经，虚寒腹痛，风湿痹痛，跌打损伤，痈疽疮疡，血虚肠燥，便秘等。

产地分布： 分布于湖北、四川、云南、贵州、陕西、甘肃等地。

形态特征： 根为黄棕色，圆柱状，有分枝，有浓郁香气。茎直立，为绿色或带紫色，光滑无毛。果实为椭圆形至卵形，背棱线形，侧棱成宽而薄的翅，翅边缘为淡紫色。

功　　效： 补血活血，调经止痛，润肠通便。

年久头痛

[方　源]　《本草纲目》卷十七·附子条。

[组　成]　川乌头、天南星等分

[用　法]　上药为末。葱汁调涂太阳穴。

女人头痛

[方　源]　《本草纲目》卷十四·莎草、香附子条。

[组　成]　香附子末。

[用　法]　茶服三钱，日三五服。

👉 **注意事项**

头痛饮食宜忌

宜食：

　1. 宜饮食均衡、规律。

　2. 宜食用富含蛋白质、维生素、淀粉类以及微量元素镁的食物。

　3. 饮食宜清淡。

忌食：

　1. 应慎食富含酪氨酸的食物，如奶酪、西红柿等，酪氨酸是导致血管痉挛的主因。

　2. 慎食烟熏肉类以及肥腻食物。

　3. 忌辛辣刺激性食物。

　4. 忌酒以及含有酒精的饮品。

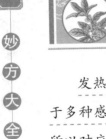

发 热

发热是临床上常见的症状，会使人出现病理性体温升高，可见于多种感染性疾病和非感染性疾病。发热时，人会出现多种表现，所以对应的处理方法也不同。

身体发热

[方　源]　《本草纲目》卷四十八·鸡条。

[病　征]　身体发热，不拘大人、小儿。

[组　成]　鸡卵三枚，白蜜一合。

[用　法]　上药和服，立瘥。

风热浮肿

[方　源]　《本草纲目》卷十五·恶实条。

[病　征]　风热浮肿，咽喉闭塞。

[组　成]　牛蒡子一合。

[用　法]　半生半熟，为末，热酒服一寸匕。

牛蒡子

火黄身热

[方　源]　《本草纲目》卷十二·紫草条。

[病　征]　火黄身热，午后却凉，身有赤点。如生黑点者，不可治。

[组　成]　紫草、吴蓝各一两，木香、黄连各半两。

[用　法]　内服紫草汤：上四味，粗捣筛，每服五钱匕，水煎服。

外用：宜烙手足心、背心、百会、下廉。

心经实热

[方　源]　《本草纲目》卷十三·黄连条。

[组　成]　黄连七钱。

[用　法]　上药以水一盏半，煎一盏，食远温服。小儿减之。

热攻心烦

[方　源]　《本草纲目》卷十五·恶实条。

[病　征]　热攻心烦，恍惚。

[组　成]　牛蒡根。

[用　法]　上药捣汁一升，食后分为二服。

三焦积热

[方　源]　《本草纲目》卷十二·玄参条。

[组　成]　玄参、黄连、大黄各一两。

[用　法]　上药为末，炼蜜丸梧子大。每服三四十丸，白汤下。小

儿丸粟米大。

血虚发热

[方　源]　《本草纲目》卷十四·当归条。

[病　征]　肌热燥热，目赤面红，烦渴引饮，昼夜不息，其脉洪大

黄 连

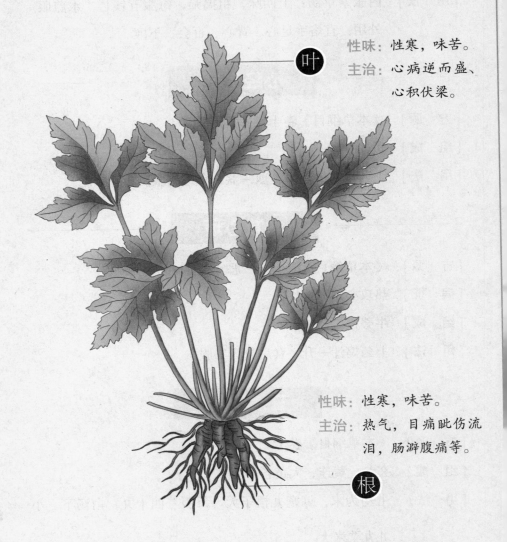

性味：性寒，味苦。
主治：心病逆而盛、
　　　心积伏梁。

叶

性味：性寒，味苦。
主治：热气，目痛眦伤流
　　　泪，肠澼腹痛等。

根

产地分布：分布于四川、贵州、湖南、湖北、陕西等地。
形态特征：黄连的根茎呈黄色，常分枝，密生须根。叶基生，
　　　　　叶柄无毛；花茎 1-2 个，二歧或多歧聚伞花序。
　　　　　3-6 月结果，种子长椭圆形，褐色。
功　　效：清热燥湿，泻火解毒。

而虚，重按全无力，此血虚之候也。得于饥困劳役，证
象白虎，但脉不长实为异耳。

[组　成] 当归身（酒洗）二钱，绵黄芪（蜜炙）一两。

[用　法] 上药作一服。水二钟，煎一钟，空心温服，日再服。

骨蒸作热

[方　源] 《本草纲目》卷二十九·桃条。

[组　成] 桃仁一百二十枚。

[用　法] 上药留尖去皮及双仁，杵为丸，平旦井花水顿服之。令尽
量饮酒至醉，仍须任意吃水。隔日一剂。百日不得食肉。

膈上烦热

[方　源] 《本草纲目》卷九·滑石条。

[组　成] 滑石（捣）二两。

[用　法] 上药以水三大盏，煎至二盏，去滓，入粳米，煮粥食。

👉 注意事项

发热饮食宜忌

宜食：

1. 宜食用清淡、易消化的食物，如胡萝卜、毛豆等。

2. 宜少食多餐，营养均衡。

忌食：

1. 忌食油腻、煎炸食物及生冷、坚硬等不易消化的食物。

2. 忌烟、酒及辛辣有刺激的食物。

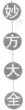
伤风感冒

伤风感冒是人体被外邪所侵导致的，有发热、头痛、鼻塞和咽痛等症状。该病与寒疫、伤寒极其类似，但有所不同，应根据发病季节、病因和症状进行针对性处理。

感冒风寒

[方　源]　《本草纲目》卷二十六·葱条。

[组　成]　葱白一握，淡豆豉半合。

[用　法]　上药，泡汤服，取汗。

头面诸风

[方　源]　《本草纲目》卷二十九·杏条。

[病　征]　头面诸风，眼睭鼻塞，眼出冷泪。

[组　成]　杏仁三升。

[用　法]　上药研细，水煮四五沸，洗头。待冷汗尽，三度愈。

风寒无汗

[方　源]　《本草纲目》卷三十·胡桃条。

[病　征]　风寒无汗，发热头痛。

[组　成]　核桃肉、葱白、细茶、生姜等分。

[用　法]　上药捣烂，水一钟，煎七分，热服。覆衣取汗。

热咳不止

[方　源]　《本草纲目》卷十八·栝楼条。

[组　成]　浓茶汤一钟，蜜一钟，大熟栝楼一个。

[用　法]　大熟栝楼去皮，将瓤入茶蜜汤，洗去子以碗盛，于饭上蒸，至饭熟取出。时时挑三四匙咽之。

伤寒

[方　源]　《本草纲目》卷三十二·胡椒条。

[组　成]　胡椒、丁香各七粒。

[用　法]　上药碾碎，以葱白捣膏，和涂两手心，合掌握定，夹于大腿内侧，温覆取汗则愈。

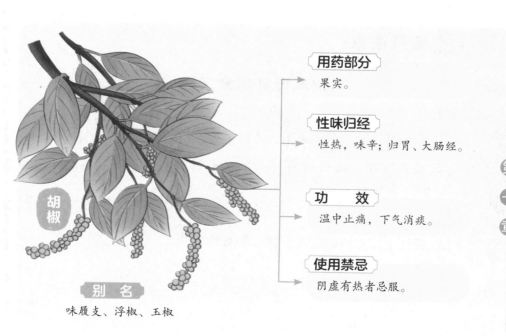

胡椒

别 名

味履支、浮椒、玉椒

用药部分

果实。

性味归经

性热，味辛；归胃、大肠经。

功　效

温中止痛，下气消痰。

使用禁忌

阴虚有热者忌服。

风热

[方　源]　《本草纲目》卷十四·薄荷条。

[组　成]　薄荷末。

[用　法]　以薄荷末,炼蜜丸芡子大,每噙一丸,白砂糖和之亦可。

一切风邪

[方　源]　《本草纲目》卷十四·白芷条。

[组　成]　白芷一两,甘草(生)半两,姜三片,葱白三寸,枣一枚,豉五十粒。

[用　法]　上药,以水二碗,煎服取汗。不汗再服。病至十余日未得汗者,皆可服之。

☞ 使用注意

伤风感冒饮食宜忌

宜食:

1. 宜食热食,多喝热稀粥,或饮生姜红糖茶等。

2. 宜食清淡、富有营养且易消化的食物。多饮水,以利于发汗和排尿。

忌食:

1. 忌食生冷、油腻以及辛辣、刺激性食物。

2. 忌烟酒。

支气管炎

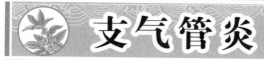

支气管炎是指支气管黏膜及其周围组织因为病毒和细菌的反复感染而形成的慢性非特异性炎症。支气管炎是呼吸系统的常见病和多发病，临床上常分为急性和慢性两种。

卒得咳嗽

妙方一

大枣

[方　源]　《本草纲目》卷十七·芫花条。

[组　成]　芫花一升。

[用　法]　上药，以水三升，煮汁一升，以枣十四枚，煮汁干。日食五枚，必愈。

妙方二

[方　源]　《本草纲目》卷三十·梨条。

[组　成]　梨一颗。

[用　法]　上药，刺五十孔，每孔纳椒一粒，面裹灰，火煨熟，停冷去椒食之。

妙方三

[方　源]　《本草纲目》卷二十九·桃条。

[组　成]　桃仁三升。

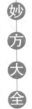

[用　法]　上药，去皮杵，着器中密封，蒸熟日干，绢袋盛，浸二
　　　　　斗酒中，七日可饮，日饮四五合。

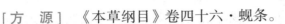

卒嗽不止

[方　源]　《本草纲目》卷四十六·蚬条。

[组　成]　白蚬壳。

[用　法]　上药捣为细末，以熟米饮调，每服一钱，日三服，甚效。

久咳不止

[方　源]　《本草纲目》卷十八·五味子条。

[组　成]　五味子五钱，甘草一钱半，五倍子、风化硝各二钱。

[用　法]　上药为末，干噙。

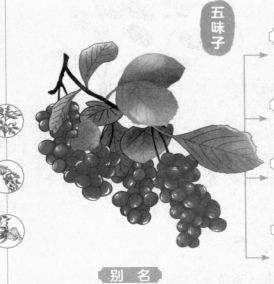

五味子

【用药部分】
果实。

【性味归经】
性温，味酸、甘；归肺、心、肾经。

【功　　效】
收敛固涩，益气生津，补肾宁心。

【使用禁忌】
外有表邪，内有实热，或咳嗽初起、
痧疹初发者忌服。

【别　名】
玄及、会及、五梅子

久嗽不止

[方　源]　《本草纲目》卷二十一·马勃条。

[组　成]　马勃。

[用　法]　上药，炼蜜丸梧子大。每服二十丸，白汤下，即愈。

卒嗽有痰

[方　源]　《本草纲目》卷十七·芫花条。

[组　成]　芫花一两（炒）。

[用　法]　上药炒以水一升，煮四沸，去滓，白糖入半斤。每服枣
　　　　　许。勿食酸咸物。

👉 **注意事项**

支气管炎饮食宜忌

宜食：

1. 饮食宜均衡，多食富含优质蛋白和维生素的食物。

2. 宜多饮温开水，利于稀释痰液、通畅气管。

3. 饮食宜清淡，以软食和半流食为主。

忌食：

1. 忌食生冷、油腻以及辛辣、刺激性食物。

2. 少食腥咸食物，如鱼、虾、腌制品等。

3. 忌烟酒。

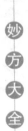
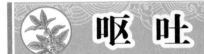
呕吐

　　呕吐是指胃失和降、气逆于上，导致胃内容物从口中排出的一种病症。一般是由于外邪犯胃、饮食不节、脾胃虚弱等因素导致。呕吐可能是单一表现，也可能是急、慢性疾病的共同表现。

呕吐反胃

[方　　源]　《本草纲目》卷十七·半夏条。

[组　　成]　半夏三升，人参三两。

[用　　法]　上药以水一斗二升，和白蜜一升，扬之一百二十遍。煮取三升半，温服一升，日再服。亦治膈间支饮。

食已即吐

[方　　源]　《本草纲目》卷十七·大黄条。

[病　　征]　食已即吐，胸中有火也。

[组　　成]　大黄一两，甘草二钱半。

[用　　法]　上药加水一升，煮取半升，温服。

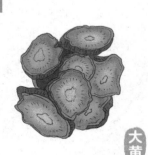
大黄

吐泄不止

[方　　源]　《本草纲目》卷十七·虎掌、天南星条。

[病　　征]　吐泄不止，四肢厥逆，虚风不省人事。

[组　　成]　天南星。

[用　法]　上药为末，每服三钱，京枣三枚，水二钟，煎八分，温
　　　　　服。未省再服。

呕吐不止

[方　源]　《本草纲目》卷二十六·生姜条。

[组　成]　生姜一两，醋浆七合。

[用　法]　上药，银器煎取四合，连滓呷之。又杀腹内长虫。

食入即吐

[方　源]　《本草纲目》卷十二·人参条。

[组　成]　人参一两，半夏一两五钱，生姜十片。

[用　法]　上药加水一斗，以杓扬二百四十遍，取三升，入白蜜三

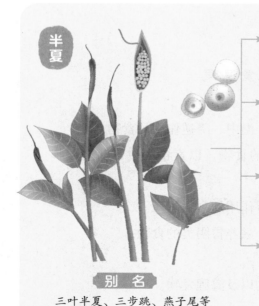

半夏

用药部分
块茎。

性味归经
性温，味辛；归脾、胃、肺经。

功　效
燥湿化痰，降逆止呕，消痞散结。

使用禁忌
阴虚燥咳、血证、热痰、燥痰应慎用；备孕期妇女、孕妇及肝功能异常者慎用。萎缩性胃炎与支气管扩张咯血者不宜单味过量久服。不宜与川乌、草乌、制川乌、制草乌、附子等同用。

别　名
三叶半夏、三步跳、燕子尾等

第一章

合，煮取一升半，分服。

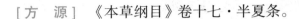

呕哕眩悸

[方　源]　《本草纲目》卷十七·半夏条。

[病　征]　呕哕眩悸，谷不得下。

[组　成]　半夏一升，生姜半斤，茯苓三两。

[用　法]　上药以水七升，煎取一升半，分温服之。

呕而胸满

[方　源]　《本草纲目》卷三十二·吴茱萸条。

[组　成]　茱萸一升，枣二十枚，生姜一大两，人参一两。

[用　法]　上药，以水五升，煎取三升。每服七合，日三服。

👉 注意事项

呕吐饮食宜忌

宜食：

1. 寒邪犯胃者宜食具有散寒、温中、降逆作用的食物。

2. 痰饮内阻者宜食细软温热的食物，以素食为主，辅之健脾
   利湿的食物。

3. 脾胃虚寒者宜食有健脾益胃作用的食物。

4. 胃阴不足者宜食细软多汁、滋养胃阴类的食物。

忌食：

忌食辛辣、生冷等刺激性食物以及海腥发物。

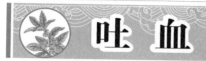

吐血

吐血是指上消化道出血，并从口中吐出的一种病症，也称呕血。导致吐血的因素一般有胃及十二指肠溃疡和肝硬化导致的食管或胃底静脉曲张破裂、胃癌等。

吐血燥渴

[方　源]　《本草纲目》卷十八·茜草条。

[组　成]　茜根、雄黑豆（去皮）、甘草（炙）等分。

[用　法]　上药，为末，井水丸弹子大。每温水化服一丸。

心热吐血

[方　源]　《本草纲目》卷十五·大蓟、小蓟条。

[病　征]　心热吐血，口干。

[组　成]　刺蓟叶及根。

[用　法]　上药捣绞取汁，每顿服二小盏。

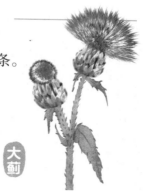

大蓟

咳嗽吐血

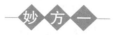

妙 方 一

[方　源]　《本草纲目》卷十二·人参条。

[组　成]　人参、黄芪、飞罗面各一两，百合五钱。

[用　法]　上药为末，炼水丸梧子大。每服五十丸，食前茅根汤下。

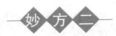

[方　源]　《本草纲目》卷十二·人参条。

[组　成]　人参、乳香、辰砂等分。

[用　法]　上药为末，制成乌梅肉和丸弹子大。每白汤化下一丸，日一服。

吐血便血

[方　源]　《本草纲目》卷十六·地黄条。

[组　成]　地黄汁六合，牛皮胶一两，姜汁半杯。

[用　法]　将地黄汁入铜器煎沸，入牛皮胶，待化入姜汁取半杯，分三服。便止。或微转一行，不妨。

吐血淤聚

[方　源]　《本草纲目》卷十三·杜衡条。

[组　成]　杜衡三分，瓜蒂二分，人参一分。

[用　法]　上药为末。汤服一钱，日二服，取吐为度。

猝然吐血

[方　源]　《本草纲目》卷三十·槲实条。

[组　成]　槲叶。

[用　法]　上药为末，每服二钱，水一盏，煎七分，和滓服。

人 参

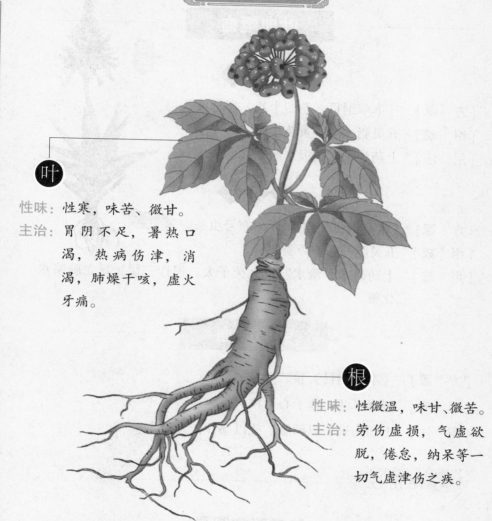

叶

性味：性寒，味苦、微甘。

主治：胃阴不足，暑热口渴，热病伤津，消渴，肺燥干咳，虚火牙痛。

根

性味：性微温，味甘、微苦。

主治：劳伤虚损，气虚欲脱，倦怠，纳呆等一切气虚津伤之疾。

产地分布：野生于河北北部、辽宁、吉林、黑龙江，现辽宁、吉林广泛栽培，北京、河北、山西也有引种栽培。

形态特征：根为淡黄色，呈圆柱形或纺锤形，末端多分歧。叶为掌状复叶，有长柄。叶片上面为绿色，披针形或卵形，边缘具细齿。果实为卵形，核果状浆果，多数集成头状，成熟时为鲜红色。

功　　效：补脾益肺，大补元气，安神益智，复脉固脱，生津养血。

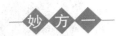

吐血呕血

芦荟

妙方一

[方　源]　《本草纲目》卷四十八·寒号虫条。

[组　成]　五灵脂一两，黄芪半两。

[用　法]　上药为末。新汲水服二钱。

妙方二

[方　源]　《本草纲目》卷四十八·寒号虫条。

[组　成]　五灵脂一两，芦荟二钱。

[用　法]　上药研末，滴水制成丸芡子大。捏作二饼。每龙脑浆水
化服。

劳心吐血

[方　源]　《本草纲目》卷二十二·稻条。

[组　成]　糯米半两，莲子心七枚。

[用　法]　上药为末，以酒服。或以墨汁作丸服之。

👉 **使用注意**

吐血饮食宜忌

宜食：

1. 宜食清淡、易于消化的食物。

2. 宜食富含营养的食物，如新鲜蔬菜、水果、蛋类等。

忌食：

1. 忌食辛辣、油腻的食物。

2. 忌烟酒。

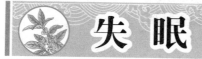

失 眠

　　失眠是指因心神失养或心神不安导致经常无法获得正常睡眠的一类病症，是临床常见病之一。其病因主要是情志失畅、饮食内伤、心虚胆怯、禀赋不足，或病后及年迈等。症状表现为轻者入睡困难、易醒、早醒，重者彻夜不寐。

烦闷不眠

[方　源]　《本草纲目》卷二十九·枣条。

[组　成]　大枣十四枚，葱白七根。

[用　法]　上药，以水三升，煮取一升，顿服之。

胆虚不眠

[方　源]　《本草纲目》卷五十·马条。

[组　成]　马头骨灰、乳香各一两，酸枣仁（炒）二两。

[用　法]　上药为末。每服二钱，温酒服。

虚烦不眠

[方　源]　《本草纲目》卷三十六·酸枣条。

[组　成]　酸枣仁二升，蝭母、干姜、茯苓、川芎各二两，甘草（炙）一两。

[用　法]　以水一斗，先煮枣仁，减三升，乃同煮取三升，分服。

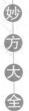

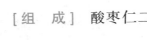

振悸不眠

[方　源]　《本草纲目》卷三十六·酸枣条。

[组　成]　酸枣仁二升，茯苓、白术、人参、甘草各二两，生姜
　　　　　六两。

[用　法]　上药以水八升，煮取三升，分服。

骨蒸不眠

[方　源]　《本草纲目》卷三十六·酸枣条。

[病　征]　骨蒸不眠，心烦。

[组　成]　酸枣仁二两，水二盏，粳米二合，地黄汁一合。

[用　法]　用酸枣仁，水研绞取汁，下粳米煮粥，候熟，下地黄汁
　　　　　再煮，匀食。

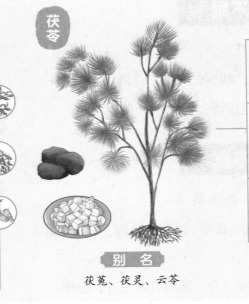

茯苓

用药部分
干燥菌核。

性味归经
性平，味甘、淡，归心、脾、肺、肾经。

功　效
利水消肿，渗湿，宁心。

使用禁忌
阴虚而无湿热，虚寒滑精，气虚下陷者慎服。

别　名
茯菟、茯灵、云苓

昼夜不眠

[方　源]　《本草纲目》卷二十四·大豆条。

[组　成]　新布，大豆。

[用　法]　以新布火炙熨目。并蒸大豆，更番囊盛枕之，冷即易，终夜常枕之，即愈。

鬼魇不寤

[方　源]　《本草纲目》卷三十五·皂荚条。

[组　成]　皂荚末。

[用　法]　上药，以刀圭吹鼻中，能起死人。

 注意事项

失眠饮食宜忌

宜食：

　　1. 痰热扰心的患者，宜多食清热化痰的食物。

　　2. 心虚胆怯、心脾两虚的患者，宜多食安神、补益气血的食物。

　　3. 心肾不交的患者，宜多食养阴降火类食物。

　　4. 肝火扰心的患者，宜多食清肝泻火的食物，如芹菜。

忌食：

　　1. 忌食辛辣刺激性食物，如辣椒、芥末、葱、蒜、韭菜。

　　2. 忌食油腻性食物及煎炸类食物，如肥肉、炸鱼、炸鸡。

李时珍 妙方大全

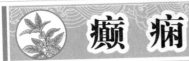

癫 痫

癫痫是指脑神经元局限性或弥漫性突然异常放电，引起脑功能短暂失常的疾病，其表现为大发作、小发作、持续性发作等形式。

风痫吐沫

[方　源]　《本草纲目》卷八·铅条。

[病　征]　风痫吐沫，反目抽掣。

[组　成]　黑铅、水银（结砂）、南星（炮）各一两。

[用　法]　上药为末，糯饭丸绿豆大。一岁一丸，乳汁下。

诸风痫疾

[方　源]　《本草纲目》卷十七·附子条。

[组　成]　生川乌头（去皮）二钱半，五灵脂半两。

[用　法]　上药为末，猪心血丸梧子大。每姜汤化服一丸。

风厥癫痫

[方　源]　《本草纲目》卷十七·附子条。

[组　成]　乌头尖、附子尖、蝎梢各七十个，石绿研九度，飞过，十两。

[用　法]　研末，面糊丸芡子大。每用一丸，薄荷汁半盏化下，更服温酒半合，须臾吐出痰涎为妙。小儿惊痫，加白僵蚕等分。

卒得痫疾

[方　源]　《本草纲目》卷十八·钩藤条。

[组　成]　钩藤、甘草（炙）各二钱。

[用　法]　以上二味药，以水五合，煎二合。每服枣许，日五、夜
　　　　　三度。

惊痫发热

[方　源]　《本草纲目》卷十二·丹参条。

[组　成]　丹参、雷丸各半两，猪膏二两。

[用　法]　上药同煎七上七下，去滓。每以摩儿身上，日三次。

☞ **注意事项**

癫痫饮食宜忌

宜食：

　1. 宜食富含维生素的食物，如胡萝卜、蓝莓。

　2. 宜食高热量、高蛋白质的易消化食物。

　3. 宜食低脂食物。

忌食：

　1. 忌食油腻、辛辣、刺激性食物，如肥肉、葱、姜、蒜等。

　2. 少食熏制、腌制类食物，如鱼肉罐头、腊肉等。

　3. 忌暴饮暴食。

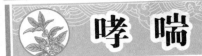

哮 喘

哮喘一般是指支气管哮喘，是一种由中性粒细胞、T淋巴细胞等多种细胞与细胞组分参与的以气道高反应性和慢性气道炎症为特征的异质性疾病。一般表现为反复发作的气促、喘息或咳嗽等病征。

痰气喘息

[方　源]　《本草纲目》卷二十六·莱菔条。

[组　成]　萝卜子（炒）、皂荚（烧存性）等分。

[用　法]　上药为末，姜汁和，炼蜜丸梧子大。每服五七十丸，白汤下。

痰气喘急

[方　源]　《本草纲目》卷二十七·薯蓣条。

[组　成]　生山药（捣）半碗，甘蔗汁半碗。

[用　法]　上药和匀。顿热饮之，立止。

高年气喘

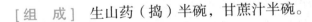

[方　源]　《本草纲目》卷二十六·莱菔条。

[组　成]　萝卜子（炒）。

[用　法]　上药研末，炼蜜丸梧子大。每服五十丸，白汤下。

莱菔

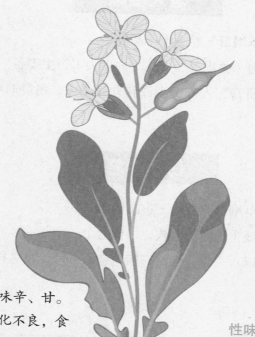

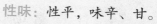

种子

性味：性凉，味辛、甘。
主治：内治消化不良，食
　　　积胀满。外治疮
　　　疡，损伤瘀肿。

性味：性平，味辛、甘。
主治：食积气滞，脘腹胀
　　　满，腹泻等。

根

产地分布：原产自中国，现世界各地均有栽培。
形态特征：莱菔根部呈圆柱形、圆球形或圆锥形，部分有分叉，
　　　　　外皮呈红色、白色或绿色，断面层环明显。种子呈卵
　　　　　形，稍扁，红棕色。
功　　效：消食除胀，降气化痰。

老人喘嗽

[方　源]　《本草纲目》卷三十·胡桃条。

[组　成]　胡桃肉（去皮）、杏仁（去皮尖）、生姜各一两。

[用　法]　上药研膏，入炼蜜少许和丸弹子大，每卧时嚼一丸，姜汤下。

伤水喘急

[方　源]　《本草纲目》卷八·古文钱条。

[组　成]　古文钱（洗净）七枚，白梅七个。

[用　法]　上药以水一盏，同浸三宿，空心一呷，良久得吐效。

 注意事项

哮喘饮食宜忌

宜食：

1. 宜食清淡、易消化、低脂肪类的食物。

2. 宜多喝水，多食新鲜蔬菜和水果。

3. 宜食补肺益肾、降气平喘的食物，如山药、百合。

忌食：

1. 忌食容易导致过敏的食物。

2. 忌食油腻、辛辣、重口味食物，如肥肉、葱、辣椒、胡椒等。

3. 忌烟酒。

第二章

外科妙方

本章主要收录外科疾病妙方，内容包括痈、疖、疔疮、丹毒、颈淋巴结核等症状，每个症状下还会细分不同反应，并针对性给出方剂。

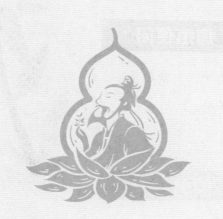

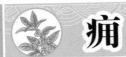

痈

痈是一种皮肉之间的急性化脓性病症，它由几个疖融合在一起。一般表现为局部皮肤呈现大片坚硬的酱红色肿块，疼痛剧烈，易向周围组织扩散，溃后如蜂窝。

痈肿背疮

[方　源]　《本草纲目》卷二十·地锦条。

[组　成]　血见愁一两，酸浆草半两（焙），当归二钱半（焙），乳香、没药各一钱二分半。

[用　法]　上药为末。每服七钱，热酒调下。如有生者，擂酒热服，以渣敷之亦效。血见愁惟雄疮用之，雌疮不用。

痈疽便闭

[方　源]　《本草纲目》卷十二·紫草条。

[组　成]　紫草、栝楼实等分。

[用　法]　上药新水煎服。

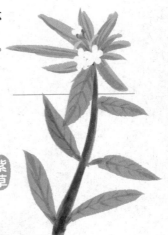

紫草

痈疽内固

[方　源]　《本草纲目》卷十二·黄芪条。

[组　成]　黄芪、人参各一两。

黄芪

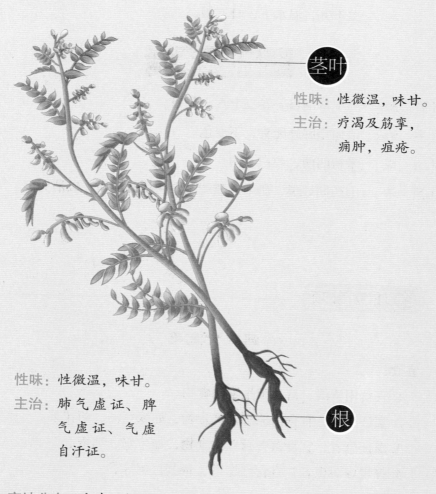

茎叶

性味：性微温，味甘。

主治：疗渴及筋挛，
痈肿，疽疮。

根

性味：性微温，味甘。

主治：肺气虚证、脾
气虚证、气虚
自汗证。

产地分布：分布于河北、山西、内蒙古、辽宁、吉林、黑龙江、
西藏、新疆等地。

形态特征：根部直长，圆柱形，外观为淡棕黄色至深棕色。茎
直立，被长柔毛，上部有分枝。荚果膜质，有显著
网纹，为卵状长圆形。种子5~6颗，为黑色肾形。

功　　效：利水消肿，托毒排脓，生津养血，补气升阳，益卫
固表，行滞通痹，敛疮生肌。

[用　法] 上药为末，入真龙脑一钱，用生藕汁和丸绿豆大。每服二十丸，温水下，日三服。

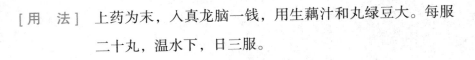

痈疽肿硬

[方　源] 《本草纲目》卷二十六·葱条。

[主　治] 治痈疽肿硬无头，不变色。

[组　成] 米粉四两，葱白一两。

[用　法] 上药同炒黑，研末，醋调贴。一伏时又换，以消为度。

 注意事项

痈饮食宜忌

宜食：

1. 宜食用清淡、富含维生素的食物。

2. 实证患者，宜食清凉解毒类食物，如绿豆汤、菊花茶。

3. 虚证患者，宜食富含营养的食物，如牛奶、鸡蛋。

4. 脾胃虚弱患者，宜食红枣粥、薏苡仁粥等。

忌食：

1. 忌食辛辣、刺激性、油腻性食物。

2. 忌食海腥发物。

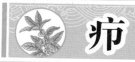 **疖**

疖也叫疖子，是指单个毛囊及其所属皮脂腺的急性化脓性感染。主要病原体是金黄色葡萄球菌。该病具有疼痛、灼热、色红、出脓即愈等特征。

小儿热疖

[方　源]　《本草纲目》卷七·伏龙肝条。

[组　成]　釜下土、生椒末等分。

[用　法]　上药用醋和涂，愈则止。

癞头软疖

[方　源]　《本草纲目》卷三十九·五倍子条。

[病　征]　癞头软疖及诸热疮。

[组　成]　五倍子七个。

[用　法]　上药为末，香油四两，熬至一半，布绞去渣，搽之。
　　　　　　三四遍即可。勿以水洗之。

疮疖肿毒

[方　源]　《本草纲目》卷三十四·松条。

[组　成]　沥青、白胶香各二两，乳香二钱，没药一两，黄蜡三钱，
　　　　　　香油三钱。

[用　法]　上药同熬至滴下不散，倾入水中，扯千遍收贮。每捻作
　　　　　　饼，贴之。

软疖频作

[方　源]　《本草纲目》卷三十九·露蜂房条。

[组　成]　露蜂房二枚，巴豆二十一粒。

[用　法]　露蜂房烧存性，以巴豆煎清油二三沸，去豆。用油调敷，
　　　　　　甚效。

软疖频发

[方　源]　《本草纲目》卷三十四·松条。

[组　成]　通明沥青八两，铜绿二两，麻油三钱，雄猪胆汁三个。

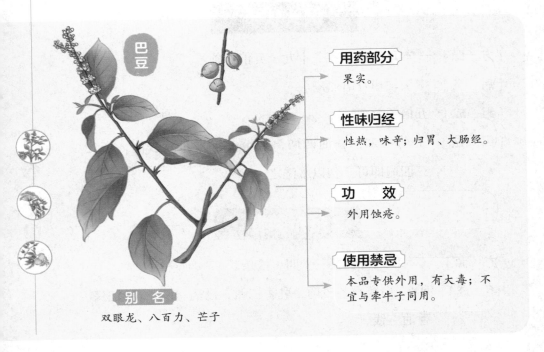

巴豆

别　名

双眼龙、八百力、芒子

用药部分

果实。

性味归经

性热，味辛；归胃、大肠经。

功　效

外用蚀疮。

使用禁忌

本品专供外用，有大毒；不
宜与牵牛子同用。

[用　法]　先溶沥青，乃下油、胆，倾入水中扯拔，器盛。每用绯帛摊贴，不须再换。

一切疮疖

[方　源]　《本草纲目》卷十·代赭石条。

[组　成]　土朱、虢丹、牛皮胶等分。

[用　法]　上药为末，好酒一碗冲之，澄清服。以渣敷之，干再上。

热疖肿毒

[方　源]　《本草纲目》卷二十六·芸薹条。

[组　成]　芸薹子、狗头骨等分。

[用　法]　上药为末，醋和敷之。

👉 注意事项

疖饮食宜忌

宜食：

1. 饮食宜富含优质蛋白及维生素，如牛奶、鸡蛋、西红柿等。
2. 宜食用易消化的食物。

忌食：

忌食油腻、辛辣刺激性食物，如肥肉、辣椒、胡椒、葱、姜等。

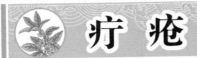

疔疮

疔疮是好发于颜面和手足部、颈背及腹部、臀部等多汗、易摩擦部位的外科疾患，各个季节皆可发生，尤以夏季最多，该病以粟米样小脓头局部高出皮肤、皮肤红肿热痛为特征。因发病部位和形状的不同，而有"人中疔""虎口疔""红丝疔"等名称。

数种疔疮

[方　源]　《本草纲目》卷十九·莼条。

[组　成]　马蹄草、大青叶、臭紫草各等分。

[用　法]　上药捣烂，以酒一碗浸之，去滓温服，三服立愈。

疔肿拔根

[方　源]　《本草纲目》卷八·铁精条。

[组　成]　铁渣一两，轻粉一钱，麝香少许。

[用　法]　上药为末，针画十字口，点药入内，醋调面糊敷之，神效。

天蛇头毒

[方　源]　《本草纲目》卷十三·金丝草条。

[组　成]　落苏（即金丝草）、金银花藤、五叶紫葛、天荞麦等分。

[用　法]　上药切碎，用绝好醋浓煎，先熏后洗。

发背疔疮

[方　源]　《本草纲目》卷十五·豨莶条。

[组　成]　豨莶草、五叶草（即五瓜龙）、野红花（即小蓟）、大蒜等分。

[用　法]　上药擂烂，入热酒一碗，绞汁服，得汗立效。

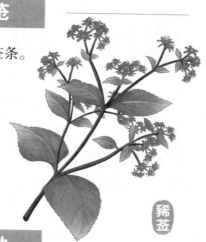

豨莶

疔疮恶肿

[方　源]　《本草纲目》卷四十四·乌贼鱼条。

[组　成]　海螵蛸末。

[用　法]　先刺出血，以海螵蛸末掺之，其疔即出。

👉 注意事项

疔疮饮食宜忌

宜食：

　1.宜食易消化的食物。

　2.宜食富含维生素的食物。

忌食：

　1.忌食海腥类发物。

　2.忌食辛辣、刺激性及油腻食物。

丹　毒

　　丹毒俗称流火，是由乙型溶血性链球菌引起的皮肤及皮下组织急性感染性的一种皮肤病。多发生在面部和下肢，表现为起病急，局部出现界线明显的片状红疹，同时伴有水肿、热痛，患处皮肤紧张炽热，并迅速向四周蔓延。

诸丹热毒

[方　源]　《本草纲目》卷十·代赭石条。

[组　成]　土朱、青黛各二钱，滑石、荆芥各一钱。

[用　法]　上药为末。每服一钱半，蜜水调下，外敷之。

丹毒瘤肿

[方　源]　《本草纲目》卷四十二·蜈蚣条。

[组　成]　蜈蚣一条（干者），白矾一皂子大，雷丸一个，百部二钱。

[用　法]　上药研末，醋调敷之。

老小火丹

[方　源]　《本草纲目》卷十三·黄芩条。

[组　成]　黄芩末。

[用　法]　上药，水调涂。

黄芩

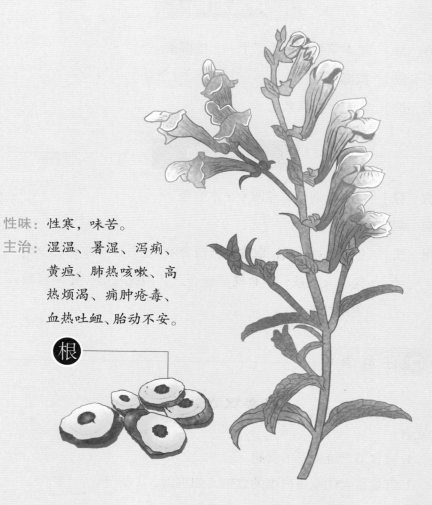

性味：性寒，味苦。

主治：湿温、暑湿、泻痢、黄疸、肺热咳嗽、高热烦渴、痈肿疮毒、血热吐衄、胎动不安。

根

产地分布：分布于东北及河北、山东、山西、内蒙古、河南、陕西、甘肃等地。

形态特征：根呈圆锥形，表面为棕黄色或深黄色，质地硬而脆，易折断，断面为黄色，中间红棕色；老根为暗棕色或棕黑色，中心枯朽状或中空，称"枯芩"。

功　效：清热燥湿，泻火解毒，止血，安胎。

丹从脐起

[方　源]　《本草纲目》卷三十一·槟榔条。

[组　成]　槟榔末。

[用　法]　上药，醋调敷之。

赤白丹肿

[方　源]　《本草纲目》卷四十·水蛭条。

[组　成]　水蛭十余枚。

[用　法]　上药令哑病处，取皮皱肉白为效。冬月以暖水养之令动。先净人皮肤，以竹筒盛蛭合之，须臾咬哑，血满自脱，更用饥者。

 注意事项

丹毒饮食宜忌

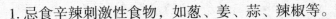

宜食：

1. 宜食富含维生素的食物。

2. 宜食富含优质蛋白类的食物，如鸡蛋、牛奶等。

忌食：

1. 忌食辛辣刺激性食物，如葱、姜、蒜、辣椒等。

2. 忌烟酒。

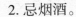

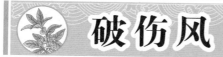

破伤风是指破伤风梭菌经由皮肤或黏膜伤口侵入人体导致感染所引发的一种疾病。多数患者的症状表现为牙关紧闭、全身性肌肉痉挛和强直性痉挛，这是由于破伤风梭菌在缺氧条件下生长繁殖产生毒素，从而导致肌肉痉挛，主要涉及咬肌、腹肌、背棘肌、四肢肌等肌群。

金创中风

[方　源]　《本草纲目》卷十八·葛条。

[病　征]　金创中风，痉强欲死。

[组　成]　生葛根四大两。

[用　法]　上药以水三升，煮取一升，去滓分服。口噤者灌之。若干者，捣末调三指撮。仍以此及竹沥多服，取效。

破伤风湿

[方　源]　《本草纲目》卷三十九·蜜蜡条。

[病　征]　破伤风湿，如疟。

[组　成]　黄蜡一块。

[用　法]　上药热酒化开服，立效。与玉真散对用，尤妙。

角弓反张

[方　源]　《本草纲目》卷十七·虎掌、天南星条。

葛 根

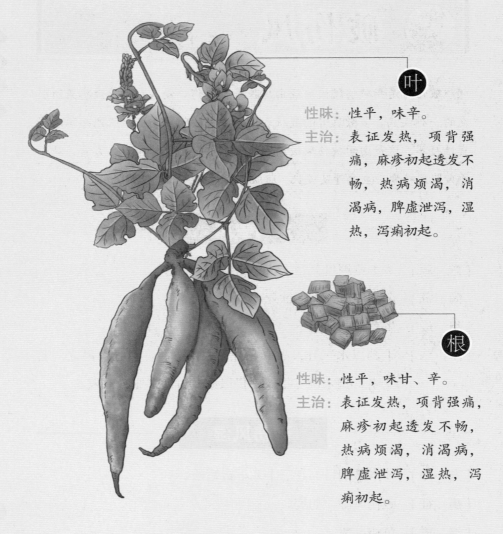

叶

性味：性平，味辛。

主治：表证发热，项背强痛，麻疹初起透发不畅，热病烦渴，消渴病，脾虚泄泻，湿热，泻痢初起。

根

性味：性平，味甘、辛。

主治：表证发热，项背强痛，麻疹初起透发不畅，热病烦渴，消渴病，脾虚泄泻，湿热，泻痢初起。

产地分布：分布于辽宁、河北、河南、江苏、山东、安徽、浙江、福建等地。

形态特征：根呈圆柱状，表皮为灰黄色，内部粉质。藤茎基部粗壮，上部有分枝，植株全被黄褐色粗毛。叶互生，具长柄。

功　　效：解肌退热，透疹，生津止渴，升阳止泻，通经活络，解酒毒。

[组　成]　南星、半夏等分。

[用　法]　上药研为末。姜汁、竹沥灌下一钱。

破伤中风

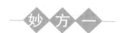

[方　源]　《本草纲目》卷九·雄黄条。

[组　成]　雄黄、白芷等分。

[用　法]　上药为末，酒煎灌之，即苏。

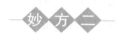

[方　源]　《本草纲目》卷二十四·大豆条。

[组　成]　黑豆四十枚，朱砂二十文。

[用　法]　上药研末，以酒半盏，调服之。

👉 注意事项

破伤风饮食宜忌

宜食：

1.宜食富含维生素的食物，如西红柿、胡萝卜等。

2.宜食低脂肪、低胆固醇的食物。

忌食：

1.忌食辛辣刺激性食物，如辣椒、胡椒、葱、姜、蒜等。

2.忌烟酒。

颈淋巴结核

颈淋巴结核是由结核杆菌引起的淋巴结慢性炎症。颈淋巴结核表现为淋巴结肿大、乏力、低热、盗汗等，多见于儿童、青春期少年和老年人。

瘰疬初作

[方　源]　《本草纲目》卷十七·乌头条。

[病　征]　瘰疬初作，未破，作寒热。

[组　成]　草乌头半两，木鳖子二个。

[用　法]　上药以米醋磨细，入捣烂葱头、蚯蚓粪少许，调匀敷上，以纸条贴，令通气孔，妙。

小儿瘰疬

[方　源]　《本草纲目》卷二十二·胡麻条。

[组　成]　脂麻、连翘等分。

[用　法]　上药为末，频频食之。

瘰疬恶疮

[方　源]　《本草纲目》卷十七·蓖麻条。

[病　征]　瘰疬恶疮及软疖。

[组　成]　白胶香一两，蓖麻子六十四个。

连翘

[用　法]　白胶香瓦器熔化，去滓，蓖麻子去壳研膏，熔胶投之，搅匀，入油半匙头，至点水中试软硬，添减胶油得所，以绯帛量疮大小摊贴，一膏可治三五疖也。

瘰疬未溃

[方　源]　《本草纲目》卷四十二·蜗牛条。

[组　成]　连壳蜗牛七个，丁香七粒。

[用　法]　上药同烧研，纸花贴之。

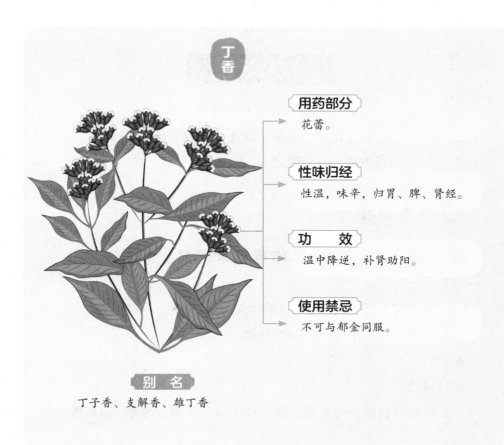

丁香

用药部分
花蕾。

性味归经
性温，味辛，归胃、脾、肾经。

功　效
温中降逆，补肾助阳。

使用禁忌
不可与郁金同服。

别　名
丁子香、支解香、雄丁香

项后结核

[方　源]　《本草纲目》卷二十七·薯蓣条。

[病　征]　项后结核或赤肿硬痛。

[组　成]　生山药（去皮）一挺，蓖麻子二个。

[用　法]　上药同研，贴之如神。

项下瘰疬

[方　源]　《本草纲目》卷三十九·蚕条。

[组　成]　白僵蚕五分。

[用　法]　上药为末，以水服，每日三服，十日瘥。

鼠瘘不合

[方　源]　《本草纲目》卷三十六·石南条。

[组　成]　石南、生地黄、茯苓、黄连、雌黄等分。

[用　法]　上药为散，日再敷之。

☞ 注意事项
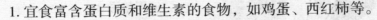

颈淋巴结核饮食宜忌

宜食：

　1. 宜食富含蛋白质和维生素的食物，如鸡蛋、西红柿等。

　2. 宜食富含不饱和脂肪酸的食物。

忌食：

　1. 忌酒。

　2. 忌食发物以及海鲜类食物，如牛肉、羊肉、螃蟹、海虾等。

山 药

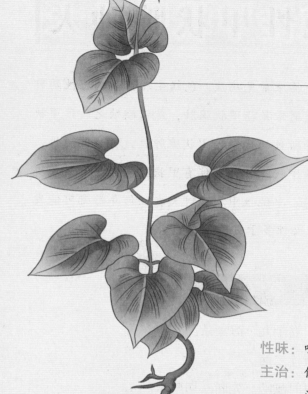

 藤

性味： 味微苦，微甘，性凉。

主治： 湿疹，丹毒。

性味： 味甘，性平。

主治： 倦怠乏力，便溏泄泻，内热消渴等。

 根茎

产地分布： 一般生长在弱碱的环境和沙质土壤中，主产于河南，湖南、江西等地亦产。

形态特征： 块茎肉质肥厚，略呈圆柱形，垂直生长，外皮灰褐色，生有须根。茎细长，蔓性，通常带紫色，有棱，光滑无毛。叶片形状多变化，三角状卵形至三角状广卵形，两面均光滑无毛。花极小，单性，雌雄异株，黄绿色，成穗状花序。种子扁卵圆形，有阔翅。

功 效： 益气养阴，补脾肺肾，涩精止带。

单纯性甲状腺肿大

单纯性甲状腺肿大是临床常见病症，包括生理性和病理性两种类型。生理性甲状腺肿大通常是指甲状腺肿，是以碘缺乏、致甲状腺肿物质或相关酶缺乏等所致的代偿性甲状腺肿大，可为弥漫性，也可为结节性。而病理性甲状腺肿大常伴有甲状腺功能异常，表现为甲状腺功能亢进或减退。单纯性甲状腺肿大在任何年龄都可能发生，青少年患病率高，且女性多于男性。

瘿气初起

[方　源]　《本草纲目》卷十九·海藻条。

[组　成]　海藻一两，黄连二两。

[用　法]　上药为末。时时舐咽。先断一切厚味。

瘿气结核

[方　源]　《本草纲目》卷十九·昆布条。

[组　成]　昆布一两，好醋。

[用　法]　昆布洗去咸，晒干为散。每以一钱绵裹，好醋中浸过，含之咽津，味尽再易之。

项下卒肿

[方　源]　《本草纲目》卷十九·昆布条。

[病　征]　项下卒肿，其囊渐大，欲成瘿。

[组　成]　昆布、海藻等分。

[用　法]　上药研为末，炼蜜丸杏核大。时时含之，咽汁。

项下瘿疾

[方　源]　《本草纲目》卷十五·恶实条。

[组　成]　鼠粘子根一升。

[用　法]　上药以水三升，煮取一升半，分三服。或为末，炼蜜丸
　　　　　常服之。

诸瘿气

[方　源]　《本草纲目》卷二十五·酒条。

[组　成]　万州黄药。

[用　法]　上药切片，袋盛浸酒，煮饮。

● 注意事项

单纯性甲状腺肿大饮食宜忌

宜食：

　　1. 宜食含碘的食物，如海带。

　　2. 饮食宜清淡，宜多食水果和蔬菜，如油菜、香菇等。

忌食：

　　1. 忌食含氢化物的食物，如萝卜、马铃薯、胡萝卜。

　　2. 忌食辛辣刺激性及油腻食物。

脱 肛

脱肛也叫直肠脱垂，是指直肠黏膜、肛管、直肠和部分乙状结肠下端肠壁全层脱落或坠出，并向远端移位而脱垂于肛门外的一种慢性疾病。症状表现为肛内肿物脱垂、肛门失禁、黏液流出及皮肤瘙痒等。其发病多与疲劳、酒色过度、人体气血虚弱、自身免疫力低下、机体的新陈代谢功能减弱等因素有关。如果直肠反复脱出，可能导致肛门失禁、直肠溃疡、出血乃至坏死。

脱肛历年

[方　源]　《本草纲目》卷八·铁条。

[组　成]　生铁二斤。

[用　法]　上药以水一斗，煮汁五升，洗之，日再。

痔漏脱肛

[方　源]　《本草纲目》卷二十八·丝瓜条。

[组　成]　丝瓜（烧灰）、多年石灰、雄黄各五钱。

[用　法]　上药为末，以猪胆、鸡子清及香油和调，贴之，收上乃止。

老小脱肛

[方　源]　《本草纲目》卷十四·莎草、香附子条。

[组　成]　香附子、荆芥穗等分。

[用　法]　上药为末，每服三匙，水一大碗，煎十数沸淋洗。

泻血脱肛

[方　源]　《本草纲目》卷二十八·石耳条。

[组　成]　石耳五两（炒），白枯矾一两，密陀僧半两。

[用　法]　上药为末，蒸饼丸梧子大，每米饮下二十丸。

脱肛不收

[方　源]　《本草纲目》卷三十九·五倍子条。

[组　成]　五倍子半斤。

[用　法]　上药水煮极烂，盛坐桶上，熏之。待温，以手轻托上。
　　　　　　内服参、芪、升麻药。

☞ **注意事项**

脱肛饮食宜忌

宜食：

　1. 宜食富含维生素的食物，如西红柿等。

　2. 宜食益气升提、补脾健胃的食物，如萝卜、玉米。

　3. 宜食酵母、粗粮。久泻者宜食含纤维素较少的食物。

忌食：

　1. 忌辛辣刺激性食物、油腻性食物以及烟、酒。

　2. 久泻者忌质粗通便食物。

急性乳腺炎

急性乳腺炎是由细菌感染引起的乳腺组织急性化脓性病变，多见于哺乳期和初产后3~4周的妇女。初起乳房肿胀疼痛，或有硬块，乳汁分泌不畅，恶寒发热，头痛、头晕，浑身酸痛，渐至硬块中央变软，里已化脓，破溃后脓尽则收口。中医称急性乳腺炎为"乳痈"，俗称"奶疮""奶疖"。

乳肿不消

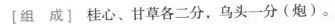

[方　源]　《本草纲目》卷十七·莽草条。

[组　成]　莽草、小豆等分。

[用　法]　上药为末，苦酒和，敷之。

乳痈肿痛

[方　源]　《本草纲目》卷三十四·桂、牡桂条。

[组　成]　桂心、甘草各二分，乌头一分（炮）。

[用　法]　上药为末，和苦酒涂之，纸覆住。脓化为水，神效。

乳痈初起

[方　源]　《本草纲目》卷十四·白芷条。

[组　成]　白芷、贝母各二钱。

[用　法]　上药为末，温酒服之。

白芷

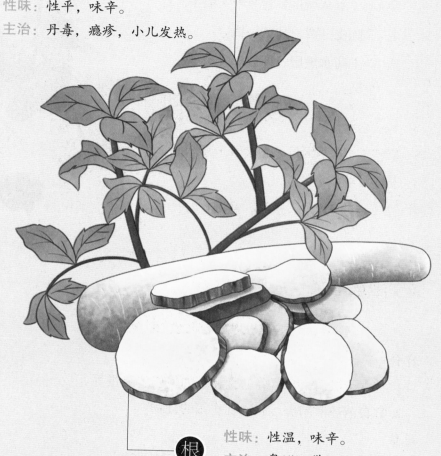

叶

性味：性平，味辛。

主治：丹毒，瘾疹，小儿发热。

根

性味：性温，味辛。

主治：鼻渊，带下症，多种
　　　疼痛，疮痈肿毒等。

产地分布：分布于西南及湖南、广西、西藏等地。

形态特征：根为黄褐色，呈圆柱形，有分枝。茎有纵沟纹，常带
　　　　　紫色。双悬果呈长圆形至卵圆形，为黄棕色，有时带
　　　　　紫色，无毛。

功　　效：解表散寒，祛风止痛，宣通鼻窍，燥湿止带，消肿排脓。

产后吹奶

[方　源]　《本草纲目》卷三十·橘条。

[组　成]　陈皮一两，甘草一钱。

[用　法]　上药水煎服，即散。

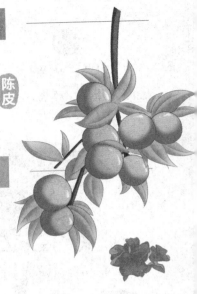

陈皮

乳头裂破

[方　源]　《本草纲目》卷十五·燕脂条。

[组　成]　燕脂、蛤粉。

[用　法]　上药为末，敷之，愈则止。

☞ **注意事项**

急性乳腺炎饮食宜忌

宜食：

1. 宜食清淡而富含营养的食物，如牛奶、鸡蛋等。

2. 宜食清热散结类、有通乳作用的食物。

忌食：

1. 忌食燥热、辛辣刺激性食物以及海腥发物。

2. 忌食热性、油腻性食物，如肥肉。

第三章

妇科妙方

本章主要针对妇科疾病展开，包括月经不调、闭经、带下病、妇人阴冷、功能性子宫出血等症状。

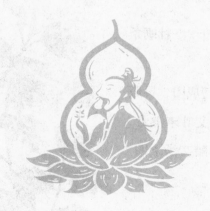

月经不调

　　月经不调是妇科常见的一种疾病，表现为月经周期紊乱、出血周期延长或缩短、出血量增多或减少，甚至月经闭止。长期的精神压抑、卵巢功能失调、全身性疾病或其他内分泌腺体疾病影响了卵巢功能，都可能诱发此病。

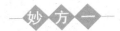

月水不止

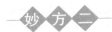

—— 妙 方 一 ——

[方　源]　《本草纲目》卷十六·地黄条。

[组　成]　生地黄汁。

[用　法]　上药每服一盏，酒一盏，煎服，日二次。

—— 妙 方 二 ——

[方　源]　《本草纲目》卷四十六·牡蛎条。

[组　成]　牡蛎。

[用　法]　上药煅研，米醋搜成团，再煅研末，以米醋调艾叶末熬膏，炼丸梧子大。每醋艾汤下四五十丸。

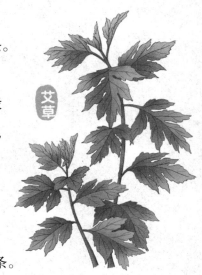

艾草

—— 妙 方 三 ——

[方　源]　《本草纲目》卷二十九·梅条。

地黄

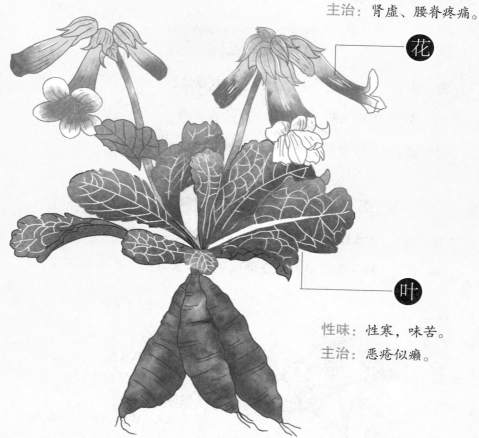

性味：性寒，味苦。
主治：肾虚、腰脊疼痛。

花

叶

性味：性寒，味苦。
主治：恶疮似癞。

产地分布：分布于河北、山西、内蒙古、辽宁、江苏、浙江、
　　　　　安徽、山东、河南、湖北、湖南、四川、陕西等地。
形态特征：全株被白色长柔毛。叶呈倒卵状披针形，叶面多皱
　　　　　缩，叶下略有紫色，边缘有钝齿。花冠紫红色，内
　　　　　有黄紫色条纹，呈钟形。果实具宿萼和花柱，呈卵
　　　　　形或长卵形。
功　　效：养阴生津，润肠，清热凉血。

[组　成]　梅叶（焙）、棕榈皮灰各等分。

[用　法]　上药为末，每服二钱，酒调下。

月水不利

[方　源]　《本草纲目》卷十六·虎杖条。

[组　成]　虎杖三两，凌霄花、没药各一两。

[用　法]　上药为末，热酒每服一钱。

经脉不调

[方　源]　《本草纲目》卷十二·丹参条。

[病　征]　妇人经脉不调，或前或后，或多或少，产前胎不安，产

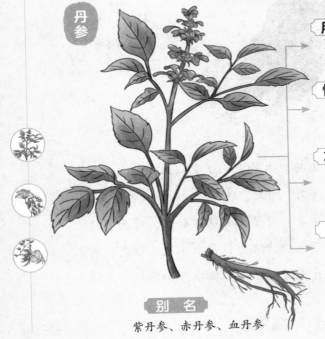

丹参

用药部分
干燥根及根状茎。

性味归经
性微寒，味苦，归心、肝经。

功　效
活血祛瘀，通经止痛，清心除烦，
凉血消痈。

使用禁忌
不宜与藜芦同用。

别　名
紫丹参、赤丹参、血丹参

后恶血不下，兼治冷热劳，腰脊痛，骨节烦疼。

[组　成]　丹参。

[用　法]　上药洗净，切晒为末。每服二钱，温酒调下。

经血不止

[方　源]　《本草纲目》卷三十六·木芙蓉条。

[组　成]　木芙蓉（拒霜）花、莲蓬壳等分。

[用　法]　上药为末，每用米饮下二钱。

月水不断

[方　源]　《本草纲目》卷十五·木贼条。

[组　成]　木贼（炒）三钱。

[用　法]　上药以水一盏，煎七分，温服，日一服。

☞ **注意事项**

月经不调饮食宜忌

宜食：

1. 宜食含有微量元素铁的食品，并辅以富含维生素的食物促进身体的生血功能。

2. 宜食开胃、易消化的食物，如山楂、草莓、猕猴桃、苹果。

忌食：

1. 忌节食或暴饮暴食。

2. 忌食辛辣刺激性以及寒凉食物，如蒜、辣椒、苦瓜、海鲜。

闭 经

　　闭经指的是 16 周岁后无月经来潮，或月经周期已经建立后又停止来潮，后者一般要连续 6 个月无月经来潮才算闭经。闭经是多种疾病导致的女性体内病理和生理变化的外在表现，是一种临床症状而并非疾病。

月经不通

[方　源]　《本草纲目》卷二十二·大麻条。

[病　征]　月经不通，或两三月，或半年、一年。

[组　成]　麻子仁二升，桃仁二两。

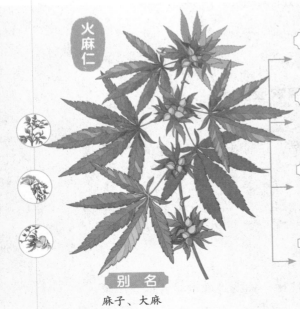

火麻仁

用药部分
果实。

性味归经
性平，味辛、苦、甘；归脾、大肠、小肠经。

功　效
润肠通便，下气利水。

使用禁忌
孕妇慎用。

别　名
麻子、大麻

[用　法]　上药研匀，熟酒一升，浸一夜。日服一升。

女子经闭

[方　源]　《本草纲目》卷十八·茜草条。

[病　征]　女子经水不通。

[组　成]　茜根一两。

[用　法]　上药以酒煎服，一日即通，甚效。

妇人经闭

[方　源]　《本草纲目》卷二十六·芥条。

[病　征]　妇人经闭不行，至一年者，脐腹痛，腰腿沉重，寒热往来。

[组　成]　芥子二两。

[用　法]　上药为末。每服二钱，热酒食前服。

☞ 注意事项

闭经饮食宜忌

宜食：

1. 宜食富含优质蛋白质的食物，如鸡蛋、牛奶、瘦肉、大豆和坚果等。

2. 宜食补血类食物，如樱桃、红枣、桂圆等。

忌食：

忌食生冷和油腻食物，如苦瓜、西瓜、肥肉等。

带下病

　　带下病是一种妇科常见疾病，也叫带症、下白物。带下病是指女性白带量明显增多或减少，白带的气味、颜色和质地异常，有时也会伴有腰部酸痛、小腹坠胀疼痛等症状。

妇人白带

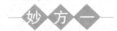

[方　源]　《本草纲目》卷七·百草霜条。

[组　成]　百草霜一两，香金墨半两。

[用　法]　上药研末。每服三钱，猪肝一叶，切开入药在内，纸裹煨熟，细嚼，温酒送之。

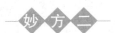

[方　源]　《本草纲目》卷十四·白芷条。

[组　成]　白芷四两。

[用　法]　以石灰半斤，淹三宿，去灰切片，炒研末。酒服二钱，日二服。

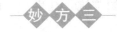

[方　源]　《本草纲目》卷三十四·松条。

[组　成]　松香五两。

[用　法]　酒二升煮干，木臼杵细，酒糊丸如梧桐子大。每服百丸，温酒下。

室女白带

[方　　源]　《本草纲目》卷五十一·鹿条。

[组　　成]　鹿茸（酒蒸焙）二两，金毛狗脊、白蔹各一两。

[用　　法]　上药为末，用艾煎醋，打糯米糊丸梧桐子大。每温酒下五十丸，日二服。

妇人带下

[方　　源]　《本草纲目》卷十六·蜀葵条。

[病　　征]　妇人带下，脐腹冷痛，面色萎黄，日渐虚困。

[组　　成]　葵花一两。

[用　　法]　上药阴干为末，每空心温酒服二钱匕。赤带用赤葵，白带用白葵。

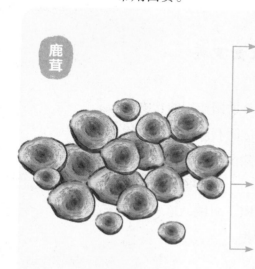

鹿茸

别名

斑龙珠、毛茸等

用药部分

幼角。

性味归经

性温，味甘、咸；归肾、肝经。

功效

强筋骨，壮肾阳，益精血，调冲任，托疮毒。

使用禁忌

本品宜小量开始，缓缓增加，不可骤用大量，以免阳升风动致头晕目赤，甚至昏厥。阴虚阳亢、实热证、痰火内盛、血热出血等均当忌服。

血崩带下

[方　源] 《本草纲目》卷十四·芍药条。

[组　成] 赤芍药、香附子等分。

[用　法] 上药为末。每服二钱，盐一捻，水一盏，煎七分，温服。

日二服，十服见效。

带下脉数

[方　源] 《本草纲目》卷三十六·枸杞、地骨皮条。

[组　成] 枸杞根一斤，生地黄五斤，酒一斗。

[用　法] 上药煮五升，日日服之。

👉 注意事项

带下病饮食宜忌

宜食：

1. 肾阳虚证患者，宜食具有温补助阳作用的食物。

2. 阴虚夹湿证患者，宜食具有滋阴利湿作用的食物。

3. 脾虚证患者，宜食具有健脾除湿功效的食物。

忌食：

1. 忌食辛辣刺激性食物，如辣椒、胡椒、葱、蒜等。

2. 忌食生冷、油腻、过咸的食物。

3. 忌烟酒。

妇人阴冷

阴冷是指妇人外阴及阴中寒冷，甚至冷及小腹尻股之间，性欲淡漠。本病应及时治疗，否则会引起不孕。

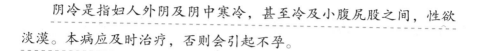

妇人阴寒

[方　源]　《本草纲目》卷三十二·吴茱萸条。

[病　征]　妇人阴寒，十年无子。

[组　成]　吴茱萸、川椒各一升。

[用　法]　上药为末，炼蜜丸弹子大。绵裹内阴中，日再易之。但子宫开，即有子也。

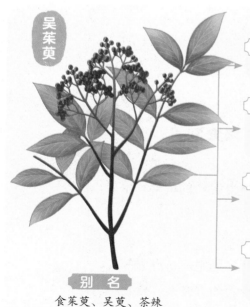

吴茱萸

别　名
食茱萸、吴萸、茶辣

用药部分
果实。

性味归经
性热，味辛、苦；归肝、脾、胃、肾经。

功　效
散寒止痛，降逆止呕，助阳止泻。

使用禁忌
本品有小毒，不宜过量或久服。阴虚久热者忌用。孕妇慎用。

妇人阴冷

[方　源]　《本草纲目》卷三十四·丁香条。

[组　成]　母丁香。

[用　法]　上药为末，纱囊盛如指大，纳入阴中，病即已。

女人阴冷

[方　源]　《本草纲目》卷十八·五味子条。

[组　成]　五味子四两。

[用　法]　上药为末，以口中玉泉和丸兔矢大，频纳阴中，取效。

玉门寒冷

[方　源]　《本草纲目》卷十一·石硫黄条。

[组　成]　硫黄。

[用　法]　上药煎水频洗。

 注意事项

妇人阴冷饮食宜忌

宜食：

　　1. 饮食宜清淡，可多食富含维生素 C 的蔬菜和水果。

　　2. 宜食温性类食物，如胡萝卜和生姜等。

忌食：

　　1. 忌食肥甘厚味及油腻性食物，如肥肉、海腥等。

　　2. 忌食葱、辣椒、酒等刺激性食物以及寒性食物。

功能性子宫出血

功能性子宫出血简称"功血",是由于生殖内分泌轴功能紊乱造成的子宫异常出血。严重者可导致流产或不孕。

崩中下血

[方　源]　《本草纲目》卷十四·芎䓖条。

[病　征]　崩中下血,昼夜不止。

[组　成]　川芎一两。

[用　法]　清酒一大盏,煎取五分,徐徐进之。

妇人血漏

[方　源]　《本草纲目》卷七·伏龙肝条。

[组　成]　伏龙肝半两,阿胶、蚕沙(炒)各一两。

[用　法]　上药为末。每空肚酒服二三钱,以知为度。

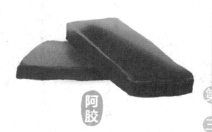

阿胶

崩中漏下

[方　源]　《本草纲目》卷七·墨条。

[病　征]　崩中漏下青黄赤白,使人无子。

[组　成]　好墨一钱。

[用　法]　上药水服,日二服。

崩中腹痛

[方　源]　《本草纲目》卷四十五·蟹条。

[组　成]　毛蟹壳。

[用　法]　上药烧存性，米饮服一钱。

妇人血崩

[方　源]　《本草纲目》卷十五·木贼条。

[病　征]　妇人血崩，血气痛不可忍，远年近日不瘥。

[组　成]　木贼一两，香附子一两，朴硝半两。

[用　法]　上药为末。每服三钱，色黑者，酒一盏煎，红赤者，水
　　　　　一盏煎，和滓服，日二服。脐下痛者，加乳香、没药、
　　　　　当归各一钱，同煎。

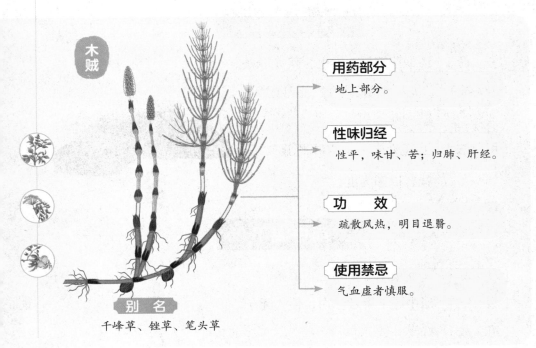

木贼

用药部分
地上部分。

性味归经
性平，味甘、苦；归肺、肝经。

功　效
疏散风热，明目退翳。

使用禁忌
气血虚者慎服。

别　名
千峰草、锉草、笔头草

女人血崩

[方　源] 《本草纲目》卷十二·贯众条。

[组　成] 贯众半两。

[用　法] 上药煎酒服之，立止。

崩中垂死

[方　源] 《本草纲目》卷五十·羊条。

[组　成] 肥羊肉三斤，生地黄汁二升，干姜、当归各三两。

[用　法] 肥羊肉以水二斗，煮一斗三升，入生地黄汁、干姜、当归，煮三升，分四服。

妇人漏血

[方　源] 《本草纲目》卷三十五·槐条。

[组　成] 槐花适量。

[用　法] 槐花烧存性，研。每服二三钱，食前温酒下。

☞ 注意事项

功能性子宫出血饮食宜忌

宜食：

宜食富含维生素、蛋白质和微量元素的食物。

忌食：

忌食刺激性食物。

子宫脱垂

　　子宫脱垂是指子宫从正常位置沿阴道向下移位，部分甚至全部脱出阴道口之外，常伴有阴道前壁或后壁膨出。由于阴道前壁和后壁与膀胱及直肠相邻，因此，子宫脱垂还可能造成膀胱膨出和脱肛。子宫脱垂的临床症状包括腹部下坠、腰部酸痛、白带增多、月经紊乱、有肿物自阴道脱出等。治疗本病需以非手术方式为主，严重者则需要手术。轻度患者不及时治疗也可能发展为重度。

妇人阴挺

[方　源]　《本草纲目》卷八·铁华粉条。

[组　成]　铁胤粉一钱，龙脑半钱。

[用　法]　上药研末，以水调，刷产门。

妇人阴吹

[方　源]　《本草纲目》卷五十二·乱发条。

[病　征]　妇人阴吹，胃气下泄，阴吹而正喧。

[组　成]　猪膏半斤，乱发鸡子大三枚。

[用　法]　上药和煎，发消药成矣。分再服。

产后阴翻

[方　源]　《本草纲目》卷十四·泽兰条。

［病　征］　产后阴户燥热，遂成翻花。

［组　成］　泽兰四两。

［用　法］　上药以煎汤熏洗二三次，再入枯矾煎洗之。

妇人阴脱

［方　源］　《本草纲目》卷十二·白及条。

［组　成］　白及、川乌头等分。

［用　法］　上药为末。绢裹一钱、纳阴中，入三寸，腹内热即止，
　　　　　　日用一次。

产门不闭

［方　源］　《本草纲目》卷九·石灰条。

［病　征］　产后阴道不闭，或阴脱出。

［组　成］　石灰一斗。

［用　法］　上药熬黄，以水二斗投之，澄清、熏。

☞ 注意事项

子宫脱垂饮食宜忌

宜食：

　1. 宜食富含维生素和蛋白质的食物。

　2. 宜食富含微量元素的食物，如菠菜、红枣、海带、紫菜等。

忌食：

　1. 少食油腻、辛辣刺激性食物，如肥肉、辣椒、胡椒、葱、蒜等。

　2. 忌酒。

先兆流产

　　先兆流产是指妊娠28周前出现少量阴道流血，继而出现的阵发性下腹痛或腰背痛。导致先兆流产的原因有很多，如胎儿因素、母体因素、环境因素和父亲因素等。经过休息或治疗后，临床症状消失，可继续妊娠；若病情不断进展，须及时终止妊娠。

胎动不安

[方　源]　《本草纲目》卷十五·木贼条。

[组　成]　木贼（去节）、川芎等分，金银一钱。

[用　法]　上药为末，每服三钱，水一盏，入金银，煎服。

六月孕动

[方　源]　《本草纲目》卷二十六·葱条。

[病　征]　六月孕动，困笃难救。

[组　成]　葱白一大握。

[用　法]　上药以水三升，煎一升，去滓顿服。

胎气不安

[方　源]　《本草纲目》卷十四·藿香条。

[病　征]　胎气不安，气不升降，呕吐酸水。

[组　成]　香附、藿香、甘草各二钱。

藿香

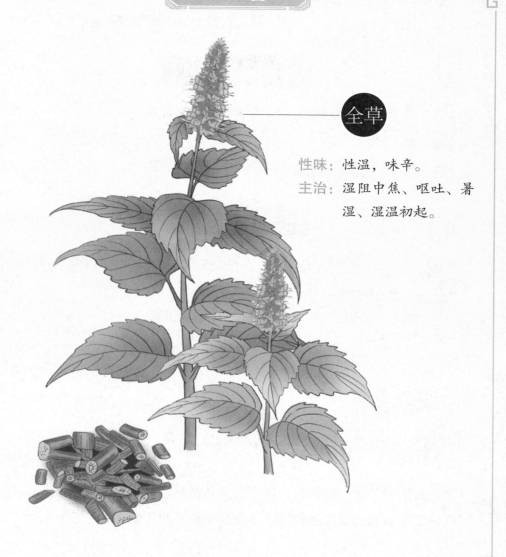

————全草

性味：性温，味辛。
主治：湿阻中焦、呕吐、暑
　　　湿、湿温初起。

产地分布：分布于东北、华东、西南及河北、陕西。
形态特征：茎直立，表面有细柔毛，下部无毛。叶片深绿色，
　　　　　多皱缩或破碎，完整者展平后呈卵形，叶心边缘有
　　　　　不整齐的钝锯齿。花冠呈淡紫蓝色，果成熟后呈现
　　　　　坚果卵状长圆形。
功　　效：止呕，化湿，解暑。

[用　法]　上药为末。每服二钱，入盐少许，沸汤调服之。

胎动欲产

[方　源]　《本草纲目》卷十九·香蒲、蒲黄条。

[组　成]　蒲黄二钱。

[用　法]　上药井华水服。

妊妇胎动

[方　源]　《本草纲目》卷九·丹砂条。

[组　成]　朱砂末一钱，鸡子白三枚。

[用　法]　上药搅匀顿服。胎死即出，未死即安。

 注意事项

先兆流产饮食宜忌

宜食：

　　1.宜食清淡、易消化、富含营养的食物。

　　2.宜食富含优质蛋白质、维生素和铁质的食物。

忌食：

　　1.忌食油腻、生冷和不易消化的食物。

　　2.忌食刺激性食物、寒性食物。

　　3.忌烟酒。

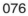

胎衣不下

　　胎衣不下也叫胞衣不下，就是现代医学上所说的胎盘滞留，是指胎儿分娩后，胎盘在母体内超过半小时迟迟不下。

催生下胞

[方　源]　《本草纲目》卷十七·蓖麻条。

[组　成]　蓖麻子七粒。

[用　法]　上药去壳研膏，涂脚心。若胎及衣下，便速洗去，不尔，则子肠出，即以此膏涂顶，则肠自入也。

胞衣不下

[方　源]　《本草纲目》卷十八·栝楼条。

[组　成]　栝楼实一个。

[用　法]　上药取子细研，以酒与童子小便各半盏，煎七分，温服。无实，用根亦可。

胞衣不出

[方　源]　《本草纲目》卷七·墨条。

[病　征]　胞衣不出，痛引腰脊。

[组　成]　好墨。

[用　法]　上药以温酒服二钱。

栝 楼

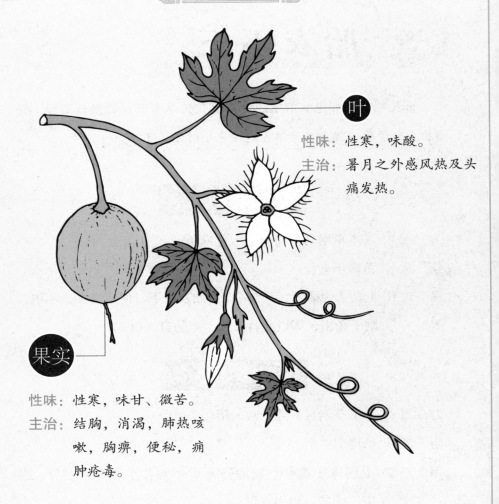

叶

性味：性寒，味酸。

主治：暑月之外感风热及头
痛发热。

果实

性味：性寒，味甘、微苦。

主治：结胸，消渴，肺热咳
嗽，胸痹，便秘，痈
肿疮毒。

产地分布：分布于华北、中南、华东及辽宁、陕西、甘肃、四
川、贵州、云南等地。

形态特征：果实为橙红色或橙黄色，基部略尖，类球形或宽椭
圆形。质地较脆，内部为黄白色，有红黄色丝络，
果瓤为橙黄色，具黏性，与种子黏结成团。

功　　效：宽胸散结，清热化痰，润燥滑肠。

催生下衣

[方　源]　《本草纲目》卷十六·蒺藜条。

[病　征]　难产，胎在腹中，并胞衣不下及胎死。

[组　成]　蒺藜子、贝母各四两。

[用　法]　上药为末，米汤服三钱。少顷不下，再服。

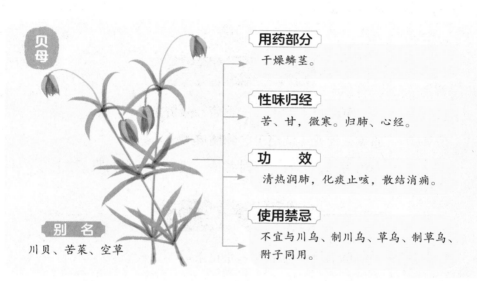

贝母

用药部分

干燥鳞茎。

性味归经

苦、甘，微寒。归肺、心经。

功　效

清热润肺，化痰止咳，散结消痈。

使用禁忌

不宜与川乌、制川乌、草乌、制草乌、附子同用。

别　名

川贝、苦菜、空草

☞ 注意事项

胎衣不下饮食宜忌

宜食：

1. 宜清淡饮食。

2. 宜食富含维生素的水果或蔬菜，如苹果、香蕉、西红柿、胡萝卜等。

忌食：

忌食辛辣刺激性食物以及寒凉之物，如辣椒、胡椒、螃蟹等。

难 产

难产是指在分娩过程中，由于产力、产道和胎儿等因素，导致分娩发生困难。中医学中的伤产、催产、冻产、偏产、横产、倒产和碍产等，都属于难产的范畴。

产妇催生

[方　源]　《本草纲目》卷十九·香蒲、蒲黄条。

[组　成]　蒲黄、地龙（洗焙）、陈橘皮等分。

[用　法]　上药为末，另收。临时各抄一钱，新汲水调服，立产。

催生去胎

[方　源]　《本草纲目》卷十七·芫花条。

[组　成]　芫花根。

[用　法]　上药剥皮，以绵裹，点麝香，套入阴穴三寸，即下。

难产催生

[方　源]　《本草纲目》卷十六·黄蜀葵条。

[组　成]　黄葵花。

[用　法]　上药焙，研末，熟汤调服二钱。无花，用子半合研末，酒淘去滓，服之。

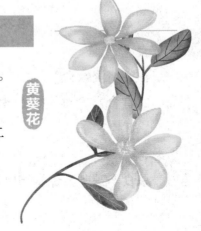

黄葵花

催生易产

[方　源] 《本草纲目》卷五十一·麝条。

[组　成] 麝香一钱。

[用　法] 上药以水研服，立下。

催生下胎

[方　源] 《本草纲目》卷十七·蓖麻条。

[组　成] 蓖麻二个，巴豆一个，麝香一分。

[用　法] 上药研贴脐中并足心。

☞ 注意事项

难产饮食宜忌

宜食：

　1. 饮食宜清淡、有营养。

　2. 宜食用含优质蛋白质的食物，如鸡蛋、牛奶、大豆等。

忌食：

　1. 忌食辛辣刺激性和油腻食物，如辣椒、葱、肥肉等。

　2. 忌酒。

　3. 忌暴饮暴食。

产后缺乳

产后缺乳又称"乳汁不行""乳汁不下"，是指妇女分娩3天以后，即在哺乳期间，乳汁分泌过少或全无乳汁的疾患。常因气血虚弱或气滞血瘀引起。主要表现为乳汁稀薄而少，乳房柔软而不胀痛，面色少华，心悸气短等。

妇人无乳

[方　源] 《本草纲目》卷五十·豕条。

[组　成] 母猪蹄一具。

[用　法] 上药以水二斗，煮五六升，饮之，或加通草六分。

乳汁不行

[方　源] 《本草纲目》卷二十七·莴苣条。

[组　成] 莴苣子三十枚。

[用　法] 上药研细，酒服。

乳汁不通

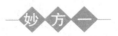

妙方一

[方　源] 《本草纲目》卷九·石钟乳条。

[病　征] 乳汁不通，气少血衰，脉涩不行。

［组　成］　钟乳粉（炼成）二钱。

［用　法］　上药浓煎漏芦汤调下。或与通草等分为末，米饮服方寸匕，日服三次。

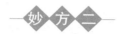

———妙　方　二———

［方　源］　《本草纲目》卷三十九·蚕条。

［组　成］　白僵蚕末二钱。

［用　法］　白僵蚕末酒服。少顷，以脂麻茶一盏热投之，梳头数十遍，奶汁如泉也。

妇人乳少

［方　源］　《本草纲目》卷十六·王不留行条。

［组　成］　王不留行、穿山甲（炮）、龙骨、瞿麦穗、麦门冬等分。

［用　法］　上药为末。每服一钱，热酒调下，后食猪蹄羹，仍以木梳梳乳，一日三次。

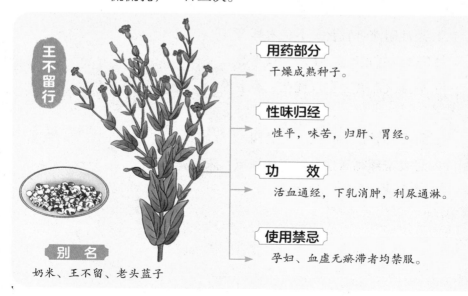

王不留行

别　名

奶米、王不留、老头蓝子

用药部分

干燥成熟种子。

性味归经

性平，味苦，归肝、胃经。

功　效

活血通经，下乳消肿，利尿通淋。

使用禁忌

孕妇、血虚无瘀滞者均禁服。

乳汁不下

[方　源]　《本草纲目》卷九·石膏条。

[组　成]　石膏三两。

[用　法]　上药以水二升，煮三沸。三日饮尽，妙。

产后回乳

[方　源]　《本草纲目》卷二十五·蘖米条。

[病　征]　产妇无子食乳，乳不消，令人发热恶寒。

[组　成]　大麦蘖二两。

[用　法]　上药炒为末。每服五钱，白汤下，甚良。

 注意事项

产后缺乳饮食宜忌

宜食：

　　1.痰浊阻滞者宜食萝卜、木耳等。

　　2.气血虚弱者宜食猪蹄、乌鸡等。

　　3.肝郁气滞者宜食玫瑰花、萝卜等。

忌食：

　　1.忌食油腻性的食物，如肥肉。

　　2.忌食辛辣刺激性食物，如辣椒、葱、蒜等。

　　3.忌食煎炸食物，如炸鸡。

产后寒热

产后寒热是指产妇在分娩后，由各种原因导致的发热和恶寒，或寒热往来和乍寒乍热。中医学认为，这是由血瘀、食滞、外感、血虚、感染邪毒和气血双亏等导致的。因此，在治疗时要明确病因，以辨证用药。

产后蓐劳

[方　源]　《本草纲目》卷五十·豕条。

[组　成]　猪肾一对。

[用　法]　上药切细片，以盐、酒拌之。先用粳米一合，葱、椒煮粥，盐、醋调和。将腰子铺于盆底，以热粥倾于上盖之，如作盒生粥食之。

产后壮热

[方　源]　《本草纲目》卷三十四·松条。

[病　征]　产后壮热，头痛颊赤，口干唇焦，烦渴昏闷。

[组　成]　松花、蒲黄、川芎、当归、石膏等分。

[用　法]　上药为末。每服二钱，水二合，红花二捻，同煎七分，细呷。

产后寒热

[方　源]　《本草纲目》卷五十·羊条。

[病　征]　产后寒热，心闷极胀百病。

[组　成]　羖羊角。

[用　法]　上药烧末，酒服方寸匕。

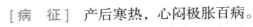 产后中寒

[方　源]　《本草纲目》卷十二·术条。

[病　征]　产后中寒，遍身冷直，口噤，不识人。

[组　成]　白术四两，泽泻一两，生姜五钱。

[用　法]　上药以水一升，煎服。

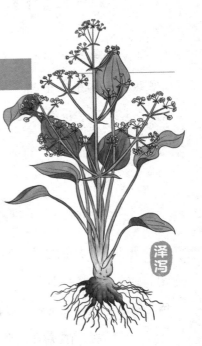

泽泻

 注意事项

产后寒热饮食宜忌

宜食：

1. 宜清淡饮食。

2. 宜少食多餐。

忌食：

1. 忌食辛辣、刺激性及油腻食物。

2. 忌生冷、寒凉食物。

产后腹痛

产后腹痛也称"儿枕痛"，是指妇女在生产后腹部、小腹疼痛。多由血虚、血瘀或寒凝导致。治疗时应明确病因，对症入药。

产后腹痛如绞

[方　源]　《本草纲目》卷十四·当归条。

[组　成]　当归末五钱。

[用　法]　上药以白蜜一合，水一盏，煎一盏，分为二服，未效再服。

产妇腹痛

[方　源]　《本草纲目》卷四十一·蟅虫条。

[病　征]　产妇腹痛有干血。

[组　成]　蟅虫（去足）二十枚，桃仁二十枚，大黄二两。

[用　法]　上药为末，炼蜜杵和，分为四丸。每以一丸，酒一升，煮取二合，温服，当下血也。

产后腹胀

[方　源]　《本草纲目》卷二十五·糵米条。

[病　征]　产后腹胀不通，转气急，坐卧不安。

[组　成]　麦糵一合。

[用　法]　上药为末。和酒服，良久通转，神验。

桃

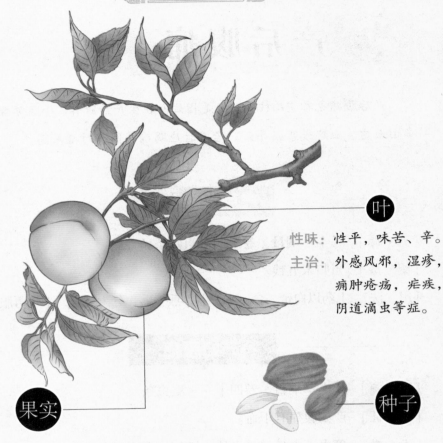

叶

性味：性平，味苦、辛。
主治：外感风邪，湿疹，
　　　痈肿疮疡，疟疾，
　　　阴道滴虫等症。

果实

性味：性温，味甘、酸。
主治：津少口渴，肠燥便
　　　秘，闭经，积聚。

种子

性味：性平，味苦、甘。
主治：痛经，血滞经闭，产后
　　　瘀滞腹痛等症。

产地分布：原产于我国，现各地普遍栽培。
形态特征：桃枝为半边红褐色或绿色。叶片边缘有锯齿，为椭圆状
　　　　　披针形至倒卵状披针形。花瓣为粉红色或白色。核果外
　　　　　表有短茸毛，果肉为白色或黄色。种子为扁卵状心形。
功　　效：活血祛瘀，润肠通便，祛风清热，燥湿解毒。

产后腹大

[方　　源]　《本草纲目》卷十七·商陆条。

[病　　征]　产后腹大坚满，喘不能卧。

[组　　成]　章柳根三两，大戟一两半，
甘遂（炒）一两。

[用　　法]　上药为末。每服二三钱，
热汤调下，大便宜利为度。

产后胀冲

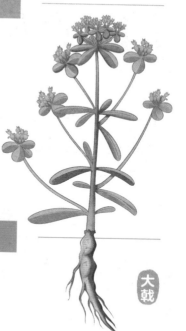

大戟

[方　　源]　《本草纲目》卷十·姜石条。

[病　　征]　产后胀冲气噎。

[组　　成]　硿砺石、代赭石等分。

[用　　法]　上药为末，醋糊丸梧子大。每服三五十丸，醋汤下。

👉 注意事项

产后腹痛饮食宜忌

宜食：

　　宜食易消化食物。

忌食：

　　忌食辛辣、寒凉之物。

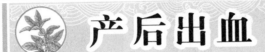

产后出血

产后出血指的是在生产后的 24 小时内，阴道流血量超过 1400 毫升的症状。出现该症状的原因有难产、小块胎盘或胎组织滞留于宫腔内等。该疾病必须及时救治，对症治疗。

产后亡血

[方　源] 《本草纲目》卷十二·贯众条。

[病　征] 产后亡血过多，心腹彻痛。

[组　成] 贯众（状如刺猬者）一个。

[用　法] 上药全用不锉，只揉去毛及花萼，以好醋蘸湿，慢火炙令香熟，候冷为末，米饮空心，每服二钱，甚效。

产后泻血

[方　源] 《本草纲目》卷十五·艾条。

[组　成] 干艾叶半两，炙熟老生姜半两。

[用　法] 浓煎汤，一服止。

产后血崩

[方　源] 《本草纲目》卷三十三·莲藕条。

[组　成] 莲蓬壳五个，香附二两。

[用　法] 上药烧存性，为末。每服二钱，米饮下，日二服。

产后下血

[方　源] 《本草纲目》卷十九·香蒲、蒲黄条。

[病　征] 产后下血，羸瘦迨死。

[组　成] 蒲黄二两。

[用　法] 上药以水二升，煎八合，顿服。

产后崩中

[方　源] 《本草纲目》卷十九·菖蒲条。

[病　征] 产后崩中，下血不止。

[组　成] 菖蒲一两半。

[用　法] 上药以酒二盏，煎取一盏，去滓分三服，食前温服。

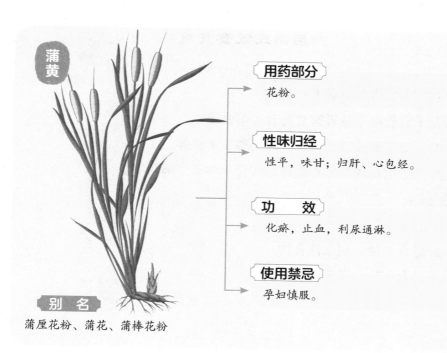

蒲黄

用药部分
花粉。

性味归经
性平，味甘；归肝、心包经。

功　效
化瘀，止血，利尿通淋。

使用禁忌
孕妇慎服。

别　名
蒲厘花粉、蒲花、蒲棒花粉

产后血多

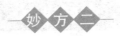

[方　源]　《本草纲目》卷四十八·鸡条。

[组　成]　乌鸡子三枚。

[用　法]　上药以醋半升，酒二升，和搅，煮取一升，分四服。

—妙方二—

[方　源]　《本草纲目》卷十二·三七条。

[组　成]　山漆。

[用　法]　山漆研末，米汤服一钱。

☞ 注意事项

产后出血饮食宜忌

宜食：

　1.宜食富含维生素 E 的食物。

　2.子宫收缩不良者宜食百合、羊血等。

　3.胎盘滞留或有瘀血者宜食芸薹、羊血等。

　4.产道损伤或有血热表现者宜食干冬菜、鲫鱼等。

忌食：

　1.忌烟、酒。

　2.忌食辛辣、刺激性食物。

　3.忌食生冷、寒凉食物。

第四章

男科妙方

本章介绍了男科疾病的一些常用方剂，涉及遗精、阳痿等方面，每个症状下还会细分不同反应，方便读者针对性使用方剂。

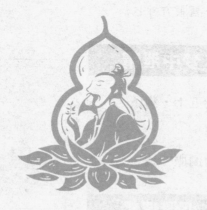

遗 精

遗精是指男性在非性交期间自行射出精液的一种症状，一周数次或一夜几次为病理状态。发生在睡梦中称为梦遗，发生在白天清醒时称为滑精，以梦遗为多见。成年男性每月1~2次遗精属于正常，但遗精过频就属于病变。遗精可分为生理性遗精和病理性遗精。生理性遗精是指未婚青年或婚后分居，无性交的射精。但随着遗精次数的增加、次数频繁、影响正常工作及生活时，便属于病理性遗精。

睡即泄精

[方　源]　《本草纲目》卷四十三·龙条。

[组　成]　白龙骨四分，韭子五合。

[用　法]　上药为散。空心酒服方寸匕。

梦中泄精

[方　源]　《本草纲目》卷五十·狗条。

[组　成]　狗头鼻梁骨。

[用　法]　上药烧研，卧时酒服一钱。

小便遗精

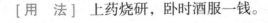

[方　源]　《本草纲目》卷三十三·莲藕条。

[组　成]　莲子心一撮，辰砂一分。

[用　法]　莲子心为末，入辰砂。每服一钱，白汤下，日二服。

梦泄精滑

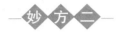

——妙　方　一——

[方　源]　《本草纲目》卷三十五·檗木条。

[病　征]　赤白浊淫，及梦泄精滑。

[组　成]　黄檗（炒）、真蛤粉各一斤。

[用　法]　上药为末，滴水丸梧桐子大。每服一百丸，空心温酒下。

——妙　方　二——

[方　源]　《本草纲目》卷三十五·檗木条。

[组　成]　知母（炒）、牡蛎粉（煅）、山药（炒）等分。

[用　法]　上药为末，糊丸梧子大。每服八十丸，盐汤下。

漏精白浊

[方　源]　《本草纲目》卷十一·食盐条。

[组　成]　雪白盐一两（并筑紧固济，煅一日，出火毒），白茯苓、
　　　　　山药各一两。

[用　法]　上药为末，枣肉和蜜丸梧子大。每枣汤下三十丸。盖甘
　　　　　以济咸，脾肾两得也。

惊悸遗精

[方　源]　《本草纲目》卷十八·木莲条。

[组　成]　木馒头（炒）、白牵牛等分。

[用　法]　上药为末。每服二钱，用米饮调下。

劳心梦泄

[方　源]　《本草纲目》卷四十三·龙条。

[组　成]　龙骨、远志等分，朱砂。

[用　法]　龙骨、远志为末，炼蜜丸如梧子大，朱砂为衣。每服三十丸，莲子汤下。

盗汗遗精

[方　源]　《本草纲目》卷五十一·鹿条。

[组　成]　鹿角霜二两，生龙骨（炒）、牡蛎（煅）各一两。

[用　法]　上药为末，酒糊丸梧子大。每盐汤下四十丸。

 注意事项

遗精饮食宜忌

宜食：

　　宜食用可补肾、添精、固精的食物，如枸杞、韭菜、牡蛎。

忌食：

　　忌食油腻及辛辣、刺激性食物。

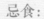

黄檗

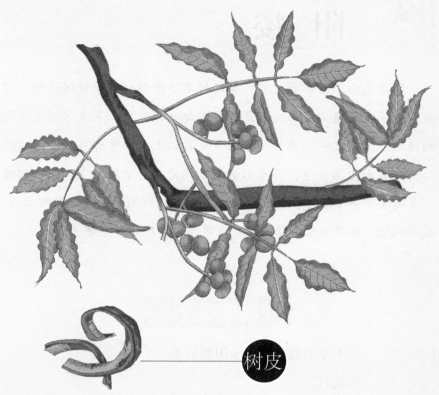

树皮

性味：性寒，味苦。

主治：湿热痢疾，泄泻，黄疸，
梦遗，淋浊带下等症。

产地分布：分布于华北及东北。

形态特征：树外皮灰褐色，内皮鲜黄色，呈不规则网状纵沟裂。
小枝有小皮孔，呈灰褐色或淡棕色，罕为红棕色。
花小，黄绿色；核果呈球形，浆果状，熟后紫黑
色，内有种子 2~5 颗。

功　效：清热燥湿，泻火除蒸，解毒疗疮。

阳痿

　　阳痿是指阴茎不能勃起、勃起时不坚或勃起持续时间过短，以致不能插入阴道完成性交，是一种勃起功能障碍，也是男性最常见的性功能障碍之一，病程一般在 3 个月以上，严重者可能会影响性伴侣关系和生活质量，甚至影响家庭稳定性。中医学上认为，阳痿大多由于湿热下注、肾阳虚衰、肝经郁滞、心脾两亏所致的兴阳无力、筋脉弛缓。治疗时应温肾补元、滋阴降火、疏肝解郁等。

阴痿阴汗

[方　源]　《本草纲目》卷十·阳起石条。

[组　成]　阳起石。

[用　法]　上药煅为末，每服二钱，盐酒下。

阳事不起

[方　源]　《本草纲目》卷十四·蛇床条。

[组　成]　蛇床子、五味子、菟丝子等分。

[用　法]　上药为末，炼蜜丸梧子大。每服三十丸，温酒下，日三服。

阴痿不起

[方　源]　《本草纲目》卷四十八·鸡条。

[组　成]　雄鸡肝三具，菟丝子一升。

[用　法] 上药为末，雀卵和，丸小豆大。每服一百丸，酒下，日
　　　　 二服。

肾虚阴痿

[方　源] 《本草纲目》卷五十·豕条。

[病　征] 肾虚阴痿，羸瘦，精衰少力。

[组　成] 獖猪肾一对（去脂膜切片），枸杞叶半斤，豉汁一盏。

[用　法] 上药同椒、盐煮羹空腹食。

大人阴痿

[方　源] 《本草纲目》卷四十四·鲤鱼条。

[组　成] 鲤鱼胆、雄鸡肝各一枚。

[用　法] 上药为末，雀卵和，丸小豆大。每吞一丸。

☞ **注意事项**

阳痿饮食宜忌

宜食：

　1. 宜规律饮食。

　2. 宜食富含蛋白质、维生素等食物。

忌食：

　1. 忌食油腻、辛辣刺激性食物。

　2. 忌烟酒。

遗 尿

遗尿是一种夜间无意识的排尿现象，俗称"尿床"。蛲虫感染、先天性骶椎裂，尿道口发炎，排尿习惯不良等是遗尿的主要病因。症状轻者几日一次，重者每夜必遗或一夜几次。中医学认为，遗尿是由于体质虚弱、肾气不足、膀胱失约导致的，治疗遗尿应补肾固涩。

睡中遗尿

[方　源]　《本草纲目》卷四十八·鸡条。

[组　成]　雄鸡肝、桂心等分。

[用　法]　捣丸小豆大。每服一丸，米饮下，日三服。

遗尿淋沥

[方　源]　《本草纲目》卷四十三·龙条。

[组　成]　白龙骨、桑螵蛸等分。

[用　法]　研末，每盐汤服二钱。

遗尿

[方　源]　《本草纲目》卷十一·矾石条。

[组　成]　枯白矾、牡蛎粉等分。

[用　法]　研末，每服方寸匕，温酒下，日三服。

小便频数

[方　源]　《本草纲目》卷三十三·莲藕条。

[组　成]　莲实半升，牙猪肚一个。

[用　法]　莲实酒浸二宿，牙猪肚洗净，入莲在内，缝定煮熟，取出晒干为末，酒煮米，糊丸梧桐子大。每服五十丸，食前温酒送下。

梦泄遗尿

[方　源]　《本草纲目》卷二十六·韭条。

[组　成]　韭子二升，稻米三斗，水一斗七升。

[用　法]　煮粥取汁六升，分三服。

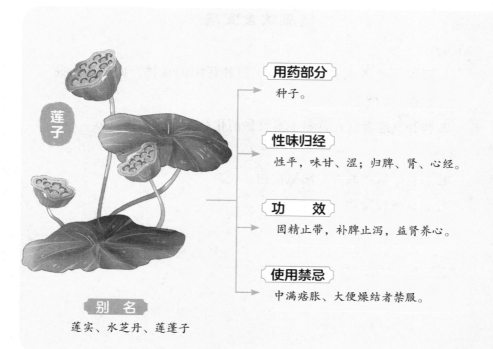

莲子

用药部分
种子。

性味归经
性平，味甘、涩；归脾、肾、心经。

功　效
固精止带，补脾止泻，益肾养心。

使用禁忌
中满痞胀、大便燥结者禁服。

别　名
莲实、水芝丹、莲蓬子

遗尿且涩

[方　源]　《本草纲目》卷二十八·木耳条。

[组　成]　桑耳。

[用　法]　研末，每酒下方寸匕，日三服。

小便不禁

[方　源]　《本草纲目》卷九·五色石脂条。

[组　成]　赤石脂（煅）、牡蛎（煅）各三两，盐一两。

[用　法]　上药为末，糊丸梧子大。每盐汤下十五丸。

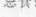 👉 注意事项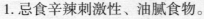

遗尿饮食宜忌

宜食：

1. 肾气不足者宜食补肾固摄、温补肾阳的食物，如芡实、莲
子粥、羊肉等。

2. 脾肺气虚者宜食营养丰富且易消化和吸收的食物。

忌食：

1. 忌食辛辣刺激性、油腻食物。

2. 忌食海腥发物。

阴处湿痒

　　阴处湿痒一般表现为生殖器皮肤潮湿、瘙痒难耐，严重者引起溃烂，影响到日常生活，治疗时需根据不同病症进行针对性用药。

阴囊湿痒

[方　　源]　《本草纲目》卷三十四·松条。

[组　　成]　松香、花椒少许。

[用　　法]　以板儿松香为末，纸卷作筒。每根入花椒三粒，浸灯盏内三宿，取出点烧，淋下油搽之。先以米泔洗过。

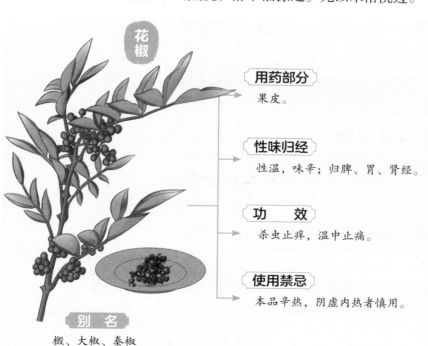

花椒

用药部分

果皮。

性味归经

性温，味辛；归脾、胃、肾经。

功　　效

杀虫止痒，温中止痛。

使用禁忌

本品辛热，阴虚内热者慎用。

别　　名

樾、大椒、秦椒

阴汗湿痒

[方　　源]　《本草纲目》卷十九·菖蒲条。

[组　　成]　石菖蒲、蛇床子等分。

[用　　法]　上药为末。日搽二三次。

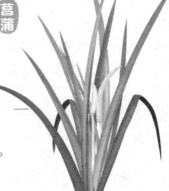

菖蒲

玉茎湿痒

[方　　源]　《本草纲目》卷三十五·肥皂荚条。

[组　　成]　肥皂一个。

[用　　法]　上药烧存性，香油调搽，即愈。

肾风囊痒

[方　　源]　《本草纲目》卷三十二·蜀椒条。

[组　　成]　川椒、杏仁少许。

[用　　法]　上药研膏，涂掌心，合阴囊而卧，甚效。

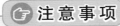 注意事项

阴处湿痒饮食宜忌

宜食：

　　宜食清淡且富含维生素的食物。

忌食：

　　忌食辛辣、刺激性食物，如辣椒、大葱、大蒜、酒等。

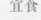
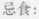

第五章 儿科妙方

本章精选了《本草纲目》中有关儿科疾病的妙方，内容包括小儿感冒、风疹、小儿咳嗽、小儿发热、小儿哮喘等症，每个症状下细分不同反应，具有针对性与可操作性。

小儿感冒

　　小儿感冒是由各种病原体引起的上呼吸道急性感染，是一种临床常见疾病。其病原体主要为病毒，少数为细菌。一般在受到感染后1~3天便会出现打喷嚏、流鼻涕、鼻塞、咽部不适、轻咳、头痛、发热和畏寒等症状，严重者会出现恶寒高热、胃口不佳和全身乏力等症状。

小儿鼻塞头热

[方　源]　《本草纲目》卷十四·薰草、零陵香条。

[组　成]　薰草一两，羊髓三两。

[用　法]　上药铫内慢火熬成膏，去滓，日摩背上三四次。

小儿咽肿

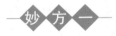

[方　源]　《本草纲目》卷十五·恶实条。

[组　成]　牛蒡根。

[用　法]　上药捣汁，细咽之。

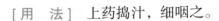

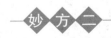

杏

[方　源]　《本草纲目》卷二十九·杏条。

[组　成]　杏仁。

[用　法]　上药炒黑，研烂含咽。

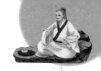

小儿寒热

[方　源]　《本草纲目》卷五十·豕条。

[病　征]　小儿寒热及热气中人。

[组　成]　猪后蹄甲。

[用　法]　上药烧灰，乳汁调服一撮，日二服。

小儿天行

[方　源]　《本草纲目》卷十四·木香条。

[病　征]　小儿天行，壮热头痛。

[组　成]　木香六分，白檀香三分。

[用　法]　上药为末，清水和服。仍温水调涂囟顶上取瘥。

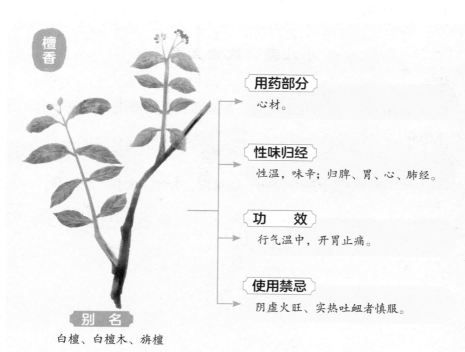

檀香

用药部分
心材。

性味归经
性温，味辛；归脾、胃、心、肺经。

功　效
行气温中，开胃止痛。

使用禁忌
阴虚火旺、实热吐衄者慎服。

别　名
白檀、白檀木、旃檀

小儿热病

[方　源] 《本草纲目》卷十六·地黄条。

[病　征] 小儿热病，壮热烦渴，头痛。

[组　成] 生地黄汁三合，蜜半合。

[用　法] 上药和匀，时时与服，愈则止。

婴孩寒热

[方　源] 《本草纲目》卷二十八·冬瓜条。

[组　成] 冬瓜。

[用　法] 上药炮熟，绞汁饮。

☞ 注意事项

小儿感冒饮食宜忌

宜食：

　　宜食用清淡、易消化的食物，如鸡蛋汤、胡萝卜、山药、小米粥等。

忌食：

　　忌食辛辣、冷饮、肥甘厚味，如辣椒、大葱、大蒜、肥肉等。

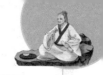

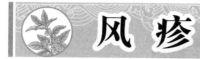 # 风疹

风疹是一种急性传染病，多由风疹病毒引起。1~5岁儿童发病率较高。风疹具有传染性，一般表现为发热、咳嗽、嗓子痛等。通常发热1~2天后开始出疹，由面部蔓延至全身，3天后消退，有细小脱皮。

风疹作痒

[方　　源]　《本草纲目》卷三十六·枳条。

[组　　成]　枳壳三两。

[用　　法]　上药麸炒为末。每服二钱，水一盏，煎六分，去滓温服。仍以汁涂。

风疹入腹

[方　　源]　《本草纲目》卷二十六·芜菁条。

[病　　征]　风疹入腹，身体强，舌干硬。

[组　　成]　蔓菁子三两。

[用　　法]　上药为末，每温酒服一钱。

婴孺风疹

[方　　源]　《本草纲目》卷二十·景天条。

[病　　征]　婴孺风疹，在皮肤不出，及疮毒。

[组　　成]　慎火苗叶五大两，盐三大两。

［用　法］　上药同研绞汁。以热手摩涂，日再上之。

白疹瘙痒

［方　源］　《本草纲目》卷三十六·枸橘条。

［组　成］　小枸橘（细切），麦麸（炒黄）为末。

［用　法］　上药每服二钱，酒浸少时，饮酒，初以枸橘煎汤洗患处。

遍身风疹

［方　源］　《本草纲目》卷十三·苦参条。

［病　征］　遍身风疹，痹痛不可忍，胸颈脐腹及近隐皆然者，亦多
　　　　　　涎痰，夜不得睡。

［组　成］　苦参末一两，皂角二两。

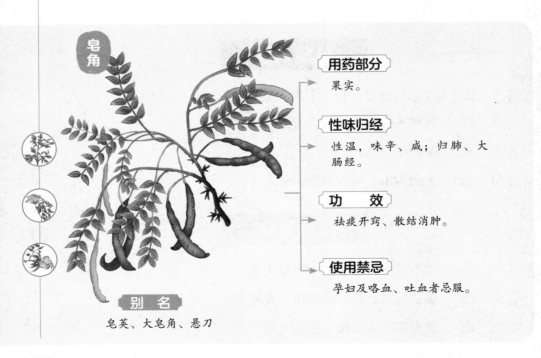

皂角

用药部分
果实。

性味归经
性温，味辛、咸；归肺、大
肠经。

功　效
祛痰开窍、散结消肿。

使用禁忌
孕妇及咯血、吐血者忌服。

别　名
皂荚、大皂角、悬刀

枸 橘

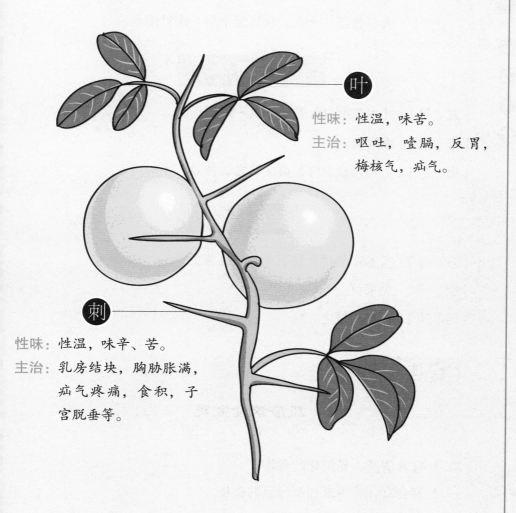

叶

性味: 性温, 味苦。

主治: 呕吐, 噎膈, 反胃,
梅核气, 疝气。

刺

性味: 性温, 味辛、苦。

主治: 乳房结块, 胸胁胀满,
疝气疼痛, 食积, 子
宫脱垂等。

产地分布: 产于江苏、浙江、四川、江西、福建、广东、广西等地。

形态特征: 叶多为三出复叶, 小叶片卷曲, 上面暗黄绿色, 下面
发黄绿色; 微革质而脆。茎枝具腋生粗大的棘刺, 长
1~5厘米, 刺基部扁平。干燥果实呈圆球形, 表面黄
色或黄绿色。

功　　效: 理气止痛, 疏肝和胃, 消积化滞。

[用　法]　上药以水一升，揉滤取汁。银石器熬成膏，和末丸梧子
　　　　　　大。每服三十丸，食后温水服，次日便愈。

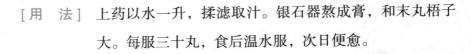
白游风肿

[方　源]　《本草纲目》卷四十六·蜗螺条。

[组　成]　螺蛳肉。

[用　法]　上药入盐少许，捣泥贴之，神效。

老小风疹

[方　源]　《本草纲目》卷三十二·吴茱萸条。

[组　成]　吴茱萸。

[用　法]　煎酒，拭之。

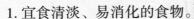
👉 注意事项

风疹饮食宜忌

宜食：

　　1.宜食清淡、易消化的食物。

　　2.宜食富含维生素和蛋白质的食物。

忌食：

　　忌食刺激性的食物，如辣椒、胡椒等。

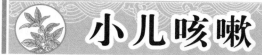

小儿咳嗽

　　小儿咳嗽是由于呼吸道炎症、异物或其他物理、化学因素刺激呼吸道黏膜导致，通过咳嗽中枢引起的咳嗽动作，是小儿呼吸系统最常见的症状之一。

小儿咳嗽

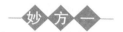

── 妙 方 一 ──

[方　源]　《本草纲目》卷二十六·生姜条。

[组　成]　生姜四两。

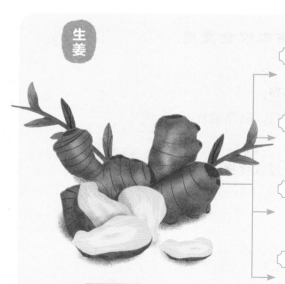

生姜

用药部分
根茎。

性味归经
性微温，味辛；归肺、脾、胃经。

功　效
温肺止咳，发汗解表，温中止呕，解鱼蟹毒。

使用禁忌
热盛及阴虚内热者慎用。

别　名
姜、姜根、百辣云

[用　法]　上药煎汤浴之。

妙方二

[方　源]　《本草纲目》卷三十九·露蜂房条。

[组　成]　蜂房二两。

[用　法]　上药洗净烧研。每服一字，米饮下。

小儿热嗽

[方　源]　《本草纲目》卷十二·甘草条。

[组　成]　甘草二两，猪胆汁（浸五宿）。

[用　法]　上药炙、研末，蜜丸绿豆大，食后薄荷汤下十丸。

👉 **注意事项**

小儿咳嗽饮食宜忌

宜食：

　　1.宜食清淡、易消化的食物。

　　2.宜食富含维生素、高蛋白、高热量食品。

忌食：

　　1.忌食辛辣刺激、过甜、过咸食物。

　　2.忌食油腻性食品。

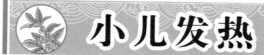

小儿发热

　　小儿发热是常见的病症之一。发热是指体温高于正常温度，并表现为自觉手足心热、胸中烦热等。小儿发热常分为外感发热和内伤发热。外感发热发病急骤，以高热为主；内伤发热多缓慢，以低热为常。

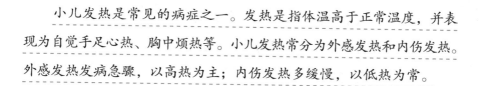

小儿身热

[方　源]　《本草纲目》卷十四·白芷条。

[组　成]　白芷苗、苦参等分。

[用　法]　上药以煎浆水，入盐少许洗之。

小儿脑热

[方　源]　《本草纲目》卷十四·芎䓖条。

[病　征]　小儿脑热，好闭目，或太阳痛，或目赤肿。

[组　成]　川芎、薄荷、朴硝各二钱。

[用　法]　上药为末，以少许吹鼻中。

小儿潮热

[方　源]　《本草纲目》卷十三·胡黄连条。

[病　征]　小儿潮热，往来盗汗。

[组　成]　南番胡黄连、柴胡等分。

[用　法]　上药为末。炼蜜丸芡子大。每服一至五丸，安器中，以酒

少许化开，更入水五分，重汤煮二三十沸，和滓服。

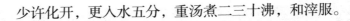

小儿诸热

[方　源]　《本草纲目》卷十七·大黄条。

[组　成]　大黄（煨熟）、黄芩各一两。

[用　法]　上药为末，炼蜜丸麻子大。每服五至十丸，蜜汤下。加
　　　　　 黄连，名三黄丸。

小儿骨热

[方　源]　《本草纲目》卷十三·茈胡条。

[病　征]　十五岁以下，遍身如火，日渐黄瘦，盗汗，咳嗽烦渴。

[组　成]　柴胡四两，丹砂三两。

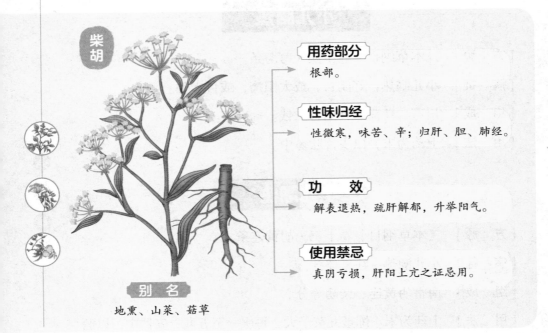

柴胡

【用药部分】
根部。

【性味归经】
性微寒，味苦、辛；归肝、胆、肺经。

【功　效】
解表退热，疏肝解郁，升举阳气。

【使用禁忌】
真阴亏损，肝阳上亢之证忌用。

【别　名】
地熏、山菜、菇草

大 黄

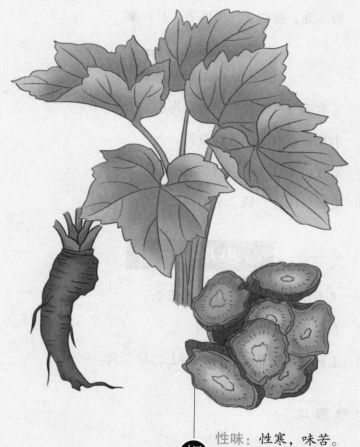

根

性味：性寒，味苦。

主治：热结胸痞，实积便秘，湿热泻痢，黄疸等症。

产地分布：分布于四川西部，云南西北部、西藏东部、陕西、甘肃东南部、青海等地。

形态特征：根茎粗壮。茎直立，中空，无毛。基生叶大，长柄肉质，约与叶片等长。叶片宽心形或近圆形，下面有柔毛。瘦果暗褐色，有三棱，沿棱生翅。

功　　效：泻下攻积，清热泻火，凉血解毒，通瘀通经，利湿退黄。

[用　法]　上药为末，与猪胆汁拌和，饭上蒸熟，制丸绿豆大。每
　　　　　服一丸，桃仁、乌梅汤下，日三服。

小儿骨蒸潮热

[方　源]　《本草纲目》卷十三·秦艽条。

[病　征]　小儿骨蒸潮热，减食瘦弱。

[组　成]　秦艽、炙甘草各一两。

[用　法]　上药每用一二钱，水煎服之。

小儿鼻干

[方　源]　《本草纲目》卷二十三·粱条。

[组　成]　黄米粉、生矾末各一两。

[用　法]　上药每以一钱，水调贴囟上，日二次。

  注意事项

小儿发热饮食宜忌

宜食：

　　1. 宜食易消化的高蛋白、高维生素食物。

　　2. 宜食具有清热、润肺、止咳功效的食物。

忌食：

　　1. 少食含有添加剂的食物。

　　2. 忌食辛辣刺激性、油腻性食物。

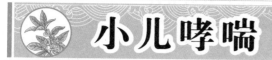

小儿哮喘

　　小儿哮喘是儿科常见的呼吸道变态性疾病，也叫吼病。主要表现为起病缓者，先轻咳，打喷嚏和鼻塞，后感呼吸困难；起病急者发作时即有呼吸困难，呼气时有哮鸣音，并伴缺氧表现，严重者则神志不清等。

马脾风病

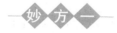

[方　源]　《本草纲目》卷十七·甘遂条。

[病　征]　小儿风热喘促，闷乱不安，谓之马脾风。

[组　成]　甘遂面（包煮）一钱半，辰砂（水飞）二钱半，轻粉一角。

[用　法]　上药为末。每服一字，浆水少许，滴油一小点，抄药在上，沉下，去浆灌之。

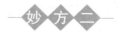

[方　源]　《本草纲目》卷十八·牵牛子条。

[病　征]　小儿急惊，肺胀喘满，胸高气急，肾缩鼻张，闷乱咳嗽，烦渴，痰潮声嘎，俗名马脾风，不急治，死在旦夕。

[组　成]　白牵牛（半生半炒），黑牵牛（半生半炒），大黄（煨）、槟榔，各取末一钱。

[用　法]　每用五分，蜜汤调下。痰盛加轻粉一字。名牛黄夺命散。

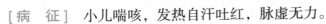

小儿喘咳

[方　源]　《本草纲目》卷十二·人参条。

[病　征]　小儿喘咳，发热自汗吐红，脉虚无力。

[组　成]　人参、天花粉等分。

[用　法]　上药，每服半钱，蜜水调下，以瘥为度。

小儿咸豚

[方　源]　《本草纲目》卷十八·木鳖子条。

[组　成]　大木鳖子三四个。

[用　法]　上药磨水饮，以雪糕压下，即吐出痰。重者三服效。

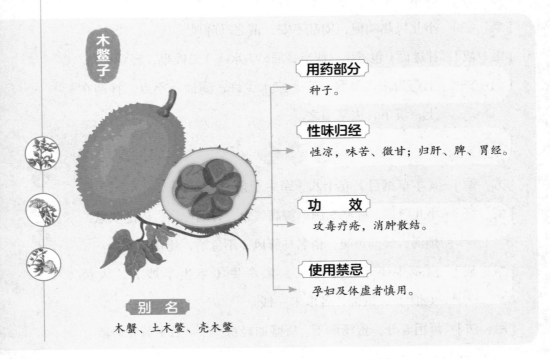

木鳖子

用药部分
种子。

性味归经
性凉，味苦、微甘；归肝、脾、胃经。

功　效
攻毒疗疮，消肿散结。

使用禁忌
孕妇及体虚者慎用。

别　名
木蟹、土木鳖、壳木鳖

小儿痰喘

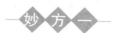

[方　源]　《本草纲目》卷三十五·巴豆条。

[组　成]　巴豆一粒。

[用　法]　巴豆杵烂，以绵裹塞鼻，男左女右，痰即自下。

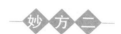

[方　源]　《本草纲目》卷十八·栝楼条。

[组　成]　瓜蒌实一枚。

[用　法]　去子为末，以寒食面和作饼子，炙黄再研末。每服一钱，
　　　　　温水化下，日三服，效乃止。

小儿痰喘膈热

[方　源]　《本草纲目》卷三·喘逆条。

[组　成]　栝楼。

[用　法]　上药去子，以寒食面和饼炙研，水服。

● 注意事项

小儿哮喘饮食宜忌

宜食：

　　宜食清淡而富有营养的食物。

忌食：

　　忌食生冷油腻、辛辣酸甜以及海鲜鱼虾等容易引起过敏的
食物。

小儿胎毒

小儿胎毒的发生一般与母体相关，一般由胎妊期间母体的热毒传于婴儿，导致婴儿出生后容易患各种疮疾。中医学认为，由于孕妇恣食辛热甘肥、生活调摄失宜或郁怒悲思等原因，使五脏之火隐于母胞，传给了婴儿，形成了胎毒。

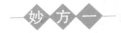
预解胎毒

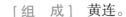
妙 方 一

[方　源]　《本草纲目》卷十三·黄连条。

[组　成]　黄连。

[用　法]　小儿初生，以黄连煎汤浴之，不生疮及丹毒。

妙 方 二

[方　源]　《本草纲目》卷十三·黄连条。

[组　成]　黄连。

[用　法]　未出声时，以黄连煎汁灌一匙，令终身不出斑。已出声者灌之，斑虽发亦轻。此祖方也。

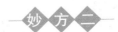
初生解毒

[方　源]　《本草纲目》卷十二·甘草条。

[组　成]　甘草一指节长。

甘 草

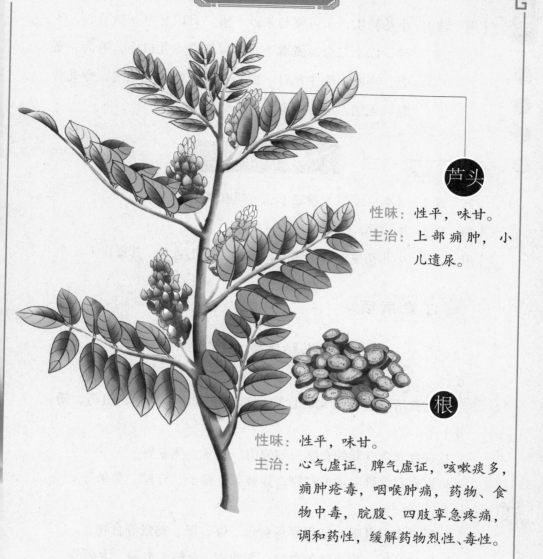

芦头

性味：性平，味甘。
主治：上部痈肿，小儿遗尿。

根

性味：性平，味甘。
主治：心气虚证，脾气虚证，咳嗽痰多，痈肿疮毒，咽喉肿痛，药物、食物中毒，脘腹、四肢挛急疼痛，调和药性，缓解药物烈性、毒性。

产地分布：分布于华北、东北、西北等地。

形态特征：根茎粗壮，皮红棕色。茎直立，有白色短毛和刺毛状腺体，木质。花冠蓝紫色，旗瓣大，无毛，卵圆形。荚果呈镰刀状或环状弯曲，外面密被刺毛状腺体。种子为肾形。

功　　效：补脾益气，祛痰止咳，清热解毒，缓急止痛，调和诸药。

[用　法]　小儿初生，未可便与朱砂、蜜。只以甘草一指节长，炙碎，以水二合，煮取一合，以绵染点儿口中，可为一蚬壳，当吐出胸中恶汁。此后待儿饥渴，更与之。令儿智慧、无病，出痘稀少。

解下胎毒

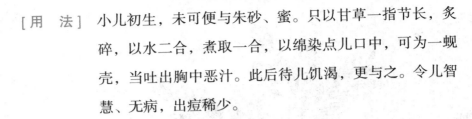

[方　源]　《本草纲目》卷二十二·胡麻条。

[组　成]　生脂麻。

[用　法]　小儿初生，嚼生脂麻，绵包，与儿咂之，其毒自下。

👉 注意事项

小儿胎毒饮食宜忌

宜食：

　　1.宜食清淡、易消化的食物，如鸡蛋羹、小米粥、山药、胡萝卜等。

　　2.宜食富含营养的食物，如瘦肉、玉米、燕麦等。

　　3.宜食富含维生素的食物，如菠菜、橙子、柠檬、苹果等。

忌食：

　　1.母亲在母乳喂养期间要忌食鱼、虾、蟹、鸡蛋等食物。

　　2.忌食辛辣、刺激性的食物，如辣椒、胡椒、大蒜、大葱等。

　　3.忌烟酒。

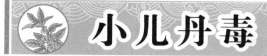

小儿丹毒

小儿丹毒是一种急性淋巴管感染性疾病，症状表现为皮肤突然发红，状如涂丹，局部红、肿、热、痛。中医学认为，小儿丹毒是由小儿胎毒或风热毒邪侵袭导致的。

小儿丹毒

[方　源]　《本草纲目》卷八·铁落条。

[组　成]　煅铁屎。

[用　法]　上药研末，以猪脂和敷之。

小儿热丹

[方　源]　《本草纲目》卷七·白垩条。

[组　成]　白土一分，寒水石半两。

[用　法]　上药为末，以新水调涂，愈则止。

火牡丹毒

[方　源]　《本草纲目》卷三十六·五加条。

[病　征]　火牡丹毒，两脚起，赤如火烧。

[组　成]　五加根、叶（烧灰）五两。

[用　法]　上药以煅铁家槽中水和，涂之。

五加

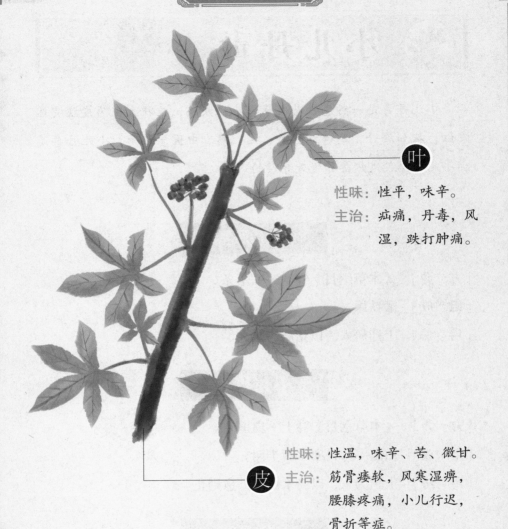

叶

性味：性平，味辛。

主治：疝痛，丹毒，风湿，跌打肿痛。

皮

性味：性温，味辛、苦、微甘。

主治：筋骨痿软，风寒湿痹，腰膝疼痛，小儿行迟，骨折等症。

产地分布：分布于中南、西南及山西、江苏、浙江、安徽、福建、江西、陕西等地。

形态特征：枝为灰棕色，叶柄基部单生扁平的刺或无刺。叶在短枝上簇生，在长枝上互生，为掌状复叶。核果成熟时为黑色，扁球形。种子两粒，淡褐色，细小。

功　　效：祛风除湿，补益肝肾，强筋壮骨，利水消肿。

热游丹肿

[方　源]　《本草纲目》卷十八·栝楼条。

[组　成]　栝楼子仁末二两。

[用　法]　上药以酽醋调涂于患处，愈则止。

赤游风丹

[方　源]　《本草纲目》卷十八·五味子条。

[组　成]　五味子。

[用　法]　上药焙研，热酒顿服一钱，自消。

☞ 注意事项

小儿丹毒饮食宜忌

宜食：

1.宜食新鲜蔬菜、水果，如胡萝卜、西红柿、苹果等。

2.宜食富含优质蛋白质的食物，如鸡蛋、牛奶、瘦肉等。

忌食：

忌食辛辣刺激性食物，如葱、姜、蒜、辣椒等。

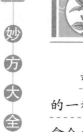

新生儿脐炎

新生儿脐炎也称"脐疮""脐湿",是指新生儿脐带脱落前后的一种急性蜂窝组织炎,症状表现为脐带脱落前后脐部渗液,久不愈合或有脓液渗出,周围皮肤红肿。

小儿脐疮

[方　源]　《本草纲目》卷二十七·马齿苋条。

[组　成]　马齿苋。

[用　法]　上药烧研,敷之。

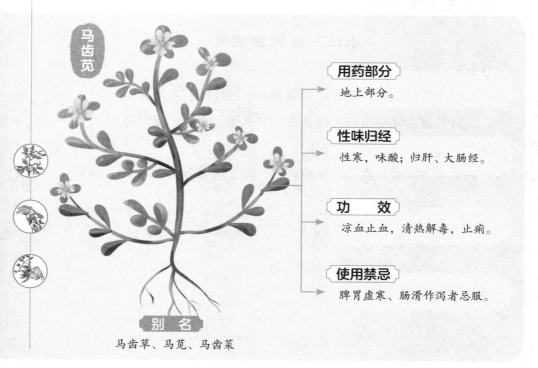

马齿苋

用药部分

地上部分。

性味归经

性寒,味酸;归肝、大肠经。

功　效

凉血止血,清热解毒,止痢。

使用禁忌

脾胃虚寒、肠滑作泻者忌服。

别　名

马齿草、马苋、马齿菜

小儿脐肿

[方　源]　《本草纲目》卷十一·矾石条。

[病　征]　小儿脐肿，出汗不止。

[组　成]　白矾。

[用　法]　上药烧灰敷之。

脐汁不干

[方　源]　《本草纲目》卷五十二·初生脐带条。

[组　成]　脐带一钱，当归头末一钱，麝香一字。

[用　法]　绵裹落下脐带，烧研，入当归头末、麝香，掺之。

👉 注意事项

新生儿脐炎饮食宜忌

宜食：

　1. 宜清淡饮食，同时注意营养均衡。

　2. 宜少量、多次哺喂。

忌食：

　1. 忌食油炸或辛辣刺激性的食物。

　2. 忌烟酒。

　3. 忌频繁或过量喂奶，以防患儿消化不良。

小儿眼疾

小儿语言表达能力不强，眼部不适时，又不知如何告诉家长，容易因揉、搓、按等外力作用损伤眼部肌肤，从而引发眼疾。针对不同症状的眼疾，应使用不同的药方治疗。

小儿通睛

[方　源]　《本草纲目》卷三十六·石南条。

[病　征]　小儿误跌，或打着头脑受惊，肝系受风，致瞳仁不正，观东则见西，观西则见东。

[组　成]　石南一两，藜芦三分，瓜丁五七个。

[用　法]　上药为末。每吹少许入鼻，一日三次。内服牛黄平肝药。

小儿雀盲

[方　源]　《本草纲目》卷十六·谷精草条。

[病　征]　小儿雀盲，至晚忽不见物。

[组　成]　羯羊肝一具，谷精草一撮。

[用　法]　羯羊肝不用水洗，竹刀剖开，入谷精草一撮，瓦罐煮熟，日食之，屡效。忌铁器。如不肯食，炙熟，捣作丸绿豆大。每服三十丸，茶下。

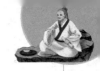

小儿雀目

[方　源] 《本草纲目》卷十二·淫羊藿条。

[组　成] 仙灵脾根、晚蚕蛾各半两，炙甘草、射干各二钱半，羊子肝一枚。

[用　法] 上药为末。羊子肝切开掺药二钱，扎定，以黑豆一合，米泔一盏，煮熟，分二次食，以汁送之。

胎赤眼痛

[方　源] 《本草纲目》卷十一·绿盐条。

[组　成] 盐绿一分，蜜半两。

[用　法] 上药，于蚌蛤内相和。每夜卧时浆水洗目，炙热点之，能断根。

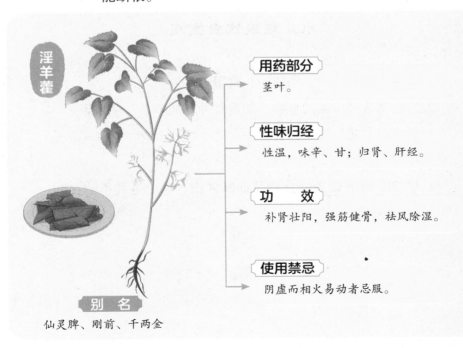

淫羊藿

用药部分
茎叶。

性味归经
性温，味辛、甘；归肾、肝经。

功　效
补肾壮阳，强筋健骨，祛风除湿。

使用禁忌
阴虚而相火易动者忌服。

别　名
仙灵脾、刚前、千两金

儿科妙方

第五章

131

胎赤风眼

[方　源]　《本草纲目》卷三十五·槐条。

[组　成]　槐木枝二尺，麻油一匙。

[用　法]　槐木枝作二段，齐头。麻油置铜钵中。晨使童子一人，以其木研之，至瞑乃止。令仰卧，以涂目，日三度瘥。

婴儿赤目

[方　源]　《本草纲目》卷十三·胡黄连条。

[组　成]　胡黄连末。

[用　法]　上药以茶调，涂手足心，即愈。

 注意事项

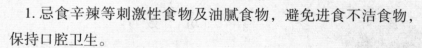

小儿眼疾饮食宜忌

宜食：

1. 宜食高蛋白食物，如瘦肉、鸡蛋。

2. 宜食富含维生素的食物，如西红柿、胡萝卜、苹果等。

3. 宜少食多餐，规律饮食。

忌食：

1. 忌食辛辣等刺激性食物及油腻食物，避免进食不洁食物，保持口腔卫生。

2. 忌烟酒。

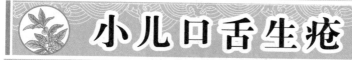

小儿口舌生疮

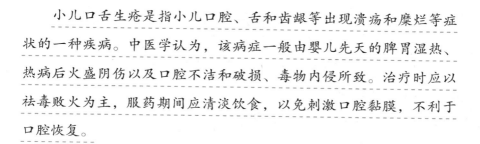

　　小儿口舌生疮是指小儿口腔、舌和齿龈等出现溃疡和糜烂等症状的一种疾病。中医学认为，该病症一般由婴儿先天的脾胃湿热、热病后火盛阴伤以及口腔不洁和破损、毒物内侵所致。治疗时应以祛毒败火为主，服药期间应清淡饮食，以免刺激口腔黏膜，不利于口腔恢复。

小儿舌疮

[方　源]　《本草纲目》卷十一·矾石条。

[病　征]　小儿舌疮，饮乳不得。

[组　成]　白矾、鸡子。

[用　法]　上药置醋中，涂小儿足底，二七日，则愈。

口舌糜疮

[方　源]　《本草纲目》卷四十二·蚯蚓条。

[组　成]　地龙、吴茱萸。

[用　法]　上药研末，醋调，生面和，涂足心，立效。

燕口吻疮

[方　源]　《本草纲目》卷八·粉锡条。

[组　成]　胡粉炒一分，黄连半两。

[用　法]　上药为末，敷于患处，愈则止。

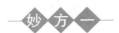

小儿口疮

妙 方 一

[方　源]　《本草纲目》卷十六·蜀葵条。

[组　成]　赤葵茎。

[用　法]　上药炙干为末，蜜和含之。

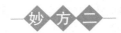

妙 方 二

[方　源]　《本草纲目》卷十六·黄蜀葵条。

[组　成]　黄葵花。

[用　法]　上药烧末，敷之。

 注意事项

小儿口舌生疮饮食宜忌

宜食：

　　宜食富含维生素的食物，如西红柿、胡萝卜、苹果、香蕉等。

忌食：

　　1.忌食坚硬、尖锐的食物。

　　2.忌食辛辣、香燥、温热、动火食物。

　　3.忌烟、酒、咖啡及刺激性饮料。

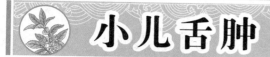

小儿舌肿

小儿舌肿是指新生儿舌头上静脉肿胀的一种疾病。一般分为木舌和重舌，木舌表现为舌头肿胀，木硬满口，不能转动等病症。重舌表现为舌下血脉胀起，食难语难，口流清涎等病症。两者治宜泻火解毒。

重舌胀痛

[方　源]　《本草纲目》卷四十八·寒号虫条。

[组　成]　五灵脂一两。

[用　法]　上药淘净为末，与米醋同煎，漱之。

木舌肿满

[方　源]　《本草纲目》卷十四·芍药条。

[病　征]　木舌肿满，塞口杀人。

[组　成]　红芍药、甘草。

[用　法]　上药煎水热漱。

木舌肿胀

[方　源]　《本草纲目》卷十七·附子条。

[组　成]　川乌头尖、巴豆。

[用　法]　上药研细，醋调涂刷。

儿科妙方

第五章

芍 药

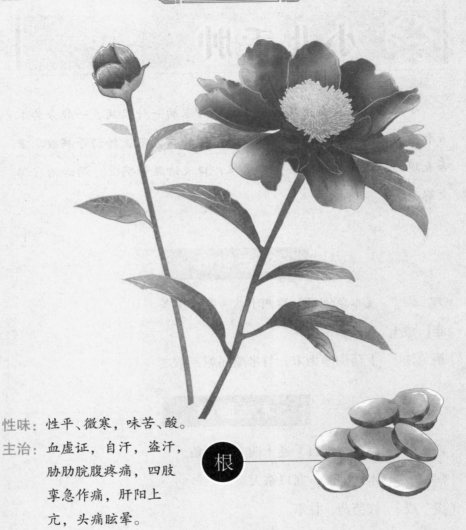

性味：性平、微寒，味苦、酸。

主治：血虚证，自汗，盗汗，
胁肋脘腹疼痛，四肢
挛急作痛，肝阳上
亢，头痛眩晕。

根

产地分布：辽宁、吉林、黑龙江、河北、山东、安徽、浙江、河南、
四川、山西、陕西、内蒙古等地多有栽培。

形态特征：根为棕褐色，粗糙，呈圆柱形。花蕾外表为黄白色，
内部橙黄色，呈圆球形，大小朵不等。花柄为四棱
状。气芳香，味微苦涩。

功　　效：养血调经，敛阴止汗，柔肝止痛，平抑肝阳。

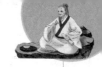

重舌塞痛

[方　源]　《本草纲目》卷四十一·蠦虫条。

[组　成]　地鳖虫，生薄荷。

[用　法]　上药研汁，帛包捻舌下肿处。一名地蜱虫也。

重舌出涎

[方　源]　《本草纲目》卷五十·驴条。

[组　成]　驴乳、猪乳各二升。

[用　法]　上药，煎一升五合，服。

 注意事项

小儿舌肿饮食宜忌

宜食：

　1. 宜清淡饮食。

　2. 宜食富含维生素的食物，如胡萝卜、西红柿、苹果、香蕉等。

忌食：

　忌食辛辣、刺激性食物，如辣椒、胡椒、大葱、大蒜等。

小儿癫痫

　　小儿癫痫是一种常见的神志异常性疾病。一般表现为突然失去意识、全身痉挛、口吐涎沫、两眼直视，严重者咬破舌尖、大小便失禁等。小儿癫痫常分为大发作、小发作、精神运动性发作和局限性发作等类型。

小儿卒痫

[方　源] 《本草纲目》卷三十九·露蜂房条。

[组　成] 大蜂房一枚，水三升。

[用　法] 上药煮成浓汁，浴之，日三四次最佳。

小儿痫疾

[方　源] 《本草纲目》卷四十一·衣鱼条。

[组　成] 衣中白鱼七枚，竹茹一握，酒一升。

[用　法] 上药煎二合，温服之。

小儿鲤啼

[方　源] 《本草纲目》卷五十·豕条。

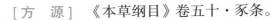

[病　征] 小儿五十日以来，胎寒腹痛，躽啼上视，聚唾弄舌，微热而惊，此痫候也。

[组　成] 猪肾一具，当归一两（焙）。

[用　法] 上药以清酒一升，煮七合。每以杏仁大与咽之，日三夜一。

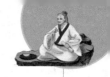

小儿诸痫

[方　源]　《本草纲目》卷九·雄黄条。

[组　成]　雄黄、朱砂等分。

[用　法]　上药为末，每服一钱，猪心血入薤水调下。

小儿胎痫

[方　源]　《本草纲目》卷三十七·琥珀条。

[组　成]　琥珀、朱砂各少许，全蝎一枚。

[用　法]　上药为末，麦门冬汤调一字服。

小儿虫痫

[方　源]　《本草纲目》卷三十五·芜荑条。

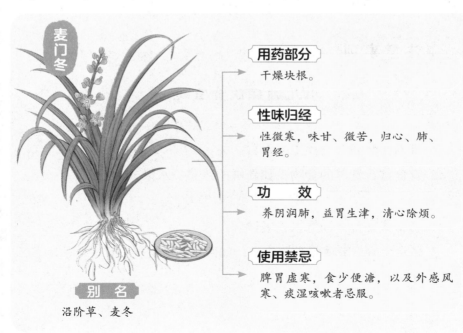

麦门冬

用药部分
干燥块根。

性味归经
性微寒，味甘、微苦，归心、肺、胃经。

功　效
养阴润肺，益胃生津，清心除烦。

使用禁忌
脾胃虚寒，食少便溏，以及外感风寒、痰湿咳嗽者忌服。

别　名
沿阶草、麦冬

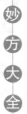

[病　征]　胃寒虫上诸证，危恶与痫相似。

[组　成]　白芜荑、干漆（烧存性）等分。

[用　法]　上药为末，米饮调服一字至一钱。

小儿痫后失音

[方　源]　《本草纲目》卷四·音声条。

[组　成]　天南星。

[用　法]　上药煨研，猪胆汁服。

小儿痫喑

[方　源]　《本草纲目》卷十七·虎掌、天南星条。

[组　成]　天南星，雄猪胆汁二字。

[用　法]　以天南星湿纸包煨，为末。雄猪胆汁调服。

 注意事项

小儿癫痫饮食宜忌
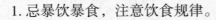

宜食：

　1. 难治性癫痫可选择生酮饮食。

　2. 宜食富含营养的食物，如新鲜的蔬菜、水果。

忌食：

　1. 忌暴饮暴食，注意饮食规律。

　2. 忌食生冷、辛辣刺激性食物，如西瓜、螃蟹、辣椒、大蒜等。

第六章

皮肤科妙方

本章介绍了皮肤科妙方，内容包括疣、头皮屑、白发、脱发、白癜风等，内容丰富，分类细致。

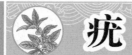

疣

疣具有一定的传染性，是一种由病毒引起的皮肤上的良性小赘生物，也叫千日疮。以扁平疣和寻常疣最为常见。扁平疣为绿豆大小的扁平形丘疹，常见于青少年面部和手背，数量较多。寻常疣也就是通常意义上的瘊子，为灰褐色或正常肤色，为针头至黄豆大小的丘疹，质地较硬，顶头分裂成花蕊状或针状，数量会慢慢变多，有触痛感。

身面瘊子

[方　源]　《本草纲目》卷十一·矾石条。

[组　成]　白矾、地肤子等分。

[用　法]　上药与水同煎，频洗之，愈则止。

面上疣目

[方　源]　《本草纲目》卷十一·硇砂条。

[组　成]　硇砂、硼砂、铁锈、麝香等分。

[用　法]　上药研，搽三次，自落。

疣痣黑子

妙方一

[方　源]　《本草纲目》卷三十五·巴豆条。

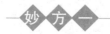

[组　成] 巴豆（石灰炒过）一钱，人言一钱，糯米五分（炒）。

[用　法] 上药研，点之。

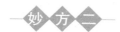

[方　源] 《本草纲目》卷四十·斑蝥条。

[组　成] 斑蝥三个，人言少许。

[用　法] 上药以糯米五钱炒黄，去米，入蒜一个，捣烂点之。

身面疣目

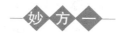

[方　源] 《本草纲目》卷二十九·杏条。

[组　成] 杏仁。

[用　法] 上药烧黑研膏，擦破，日日涂之。

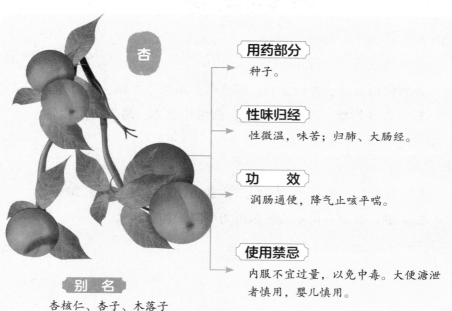

杏

用药部分

种子。

性味归经

性微温，味苦；归肺、大肠经。

功　效

润肠通便，降气止咳平喘。

使用禁忌

内服不宜过量，以免中毒。大便溏泄者慎用，婴儿慎用。

别　名

杏核仁、杏子、木落子

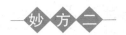

[方　　源]　《本草纲目》卷十一·石硫黄条。

[组　　成]　硫黄。

[用　　法]　蜡纸卷硫黄末少许，以火烧点之，焠之有声便拨，根去。

痣靥疣赘

[方　　源]　《本草纲目》卷七·石碱条。

[组　　成]　花碱、矿灰。

[用　　法]　以小麦秆灰汁煎二味令干，等分为末。以针刺破，水调
点之，三日三上，即去，须新合乃效。

👉 注意事项

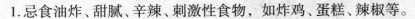

疣饮食宜忌

宜食：

　　1.宜饮食清淡，营养均衡。

　　2.宜食用富含营养的食物，如瘦肉、鱼类、大豆、牛奶等。

　　3.宜食高烟酸、高维生素 B_2、高维生素 C、高蛋白质食物，
如鸡肉、鲜蘑、草莓等。

忌食：

　　1.忌食油炸、甜腻、辛辣、刺激性食物，如炸鸡、蛋糕、辣椒等。

　　2.忌酒。饮酒有可能会使抵抗力下降，加重病情。

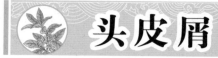

头皮屑

　　头皮屑也叫"白屑风"，是临床上常见的一种炎症性皮肤病。常见于头、面和颈部，可见弥漫而均匀的糠秕状干燥白屑，搔抓时脱落，落又生，自觉痒甚，日久毛发易落，治宜润燥，祛风，清热。李时珍记载了多种治疗头皮屑的药方，均是其长期临床实践所得，因此，在治疗时，应做到针对性使用方剂。

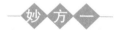

头风白屑

妙方一

[方　源]　《本草纲目》卷十四·薰草、零陵香条。

[组　成]　零陵香、白芷等分。

[用　法]　上药以水煎汁，入鸡子白搅匀，敷数十次，终身不生。

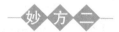

妙方二

[方　源]　《本草纲目》卷十五·恶实条。

[组　成]　恶实叶。

[用　法]　上药捣汁，熬稠涂之。至明，皂荚水洗去。

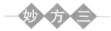

妙方三

[方　源]　《本草纲目》卷十六·王不留行条。

[组　成]　王不留行、香白芷等分。

[用　法]　上药为末，干掺，一夜篦去。

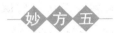

[方　　源]　《本草纲目》卷四十八·鸡条。

[组　　成]　新下乌鸡子三枚。

[用　　法]　上药以沸汤五升搅，作三度沐之，甚良。

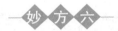

[方　　源]　《本草纲目》卷三十九·原蚕条。

[组　　成]　蚕沙。

[用　　法]　烧灰淋汁，洗之。

——妙　方　六——

[方　　源]　《本草纲目》卷三十六·桑条。

[组　　成]　桑灰。

[用　　法]　淋汁沐之。

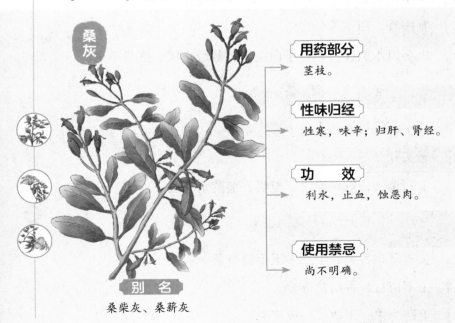

桑灰

用药部分
茎枝。

性味归经
性寒，味辛；归肝、肾经。

功　　效
利水，止血，蚀恶肉。

使用禁忌
尚不明确。

别　名
桑柴灰、桑薪灰

头生白屑

[方　源] 《本草纲目》卷十四·水苏条。

[组　成] 鸡苏。

[用　法] 上药煮汁，或烧灰淋汁，沐之。

头上白屑

[方　源] 《本草纲目》卷十八·山豆根条。

[组　成] 山豆根。

[用　法] 上药研末，浸于油中，日日涂之，愈则止。

 注意事项

头皮屑饮食宜忌

宜食：

　1.宜食清淡、易消化的食物。

　2.宜食富含优质蛋白质、维生素的食物。

　3.宜食碱性食物，中和体内的酸性物质，减少头屑脱落。

　4.宜食富含锌元素的食物。

忌食：

　1.忌食辛辣、刺激性食物。

　2.忌食油炸、油煎、油腻食物。

　3.忌烟酒。

皮肤科妙方

第六章

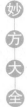
李时珍 妙方大全

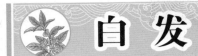
白发

白发分为先天性白发和后天性白发两种，先天性白发与遗传有关；后天性白发表现为局限性斑状白发，或白发杂于黑发间，亦有全部黑发变白。

揩牙乌须

[方　源]　《本草纲目》卷三十九·五倍子条。

[组　成]　川百药煎半两，玄胡索三钱，雄黄三钱。

[用　法]　上药为末。先以烂研生姜擦去涎，用此揩牙，以津洗目。日日用之，甚佳。

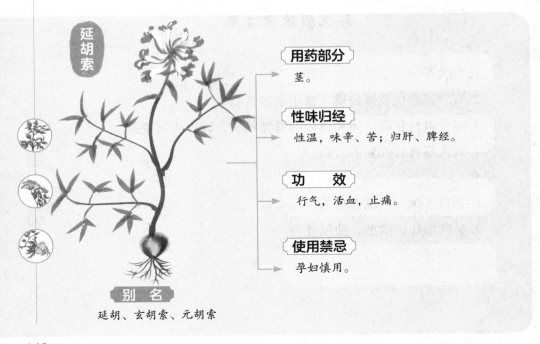

延胡索

用药部分

茎。

性味归经

性温，味辛、苦；归肝、脾经。

功　效

行气，活血，止痛。

使用禁忌

孕妇慎用。

别　名

延胡、玄胡索、元胡索

148

益发变黑

[方　源]　《本草纲目》卷十六·鳢肠条。

[组　成]　金陵草一秤（六月以后收采，拣青嫩无泥土者）。

[用　法]　上药不用洗，摘去黄叶，烂捣，新布绞，取汁，以纱绢
滤过，入通油器钵盛之，日中煎五日。又取生姜一斤绞
汁，白蜜一斤合和，日中煎。以柳木篦搅，勿停手，待
如稀饧，药乃成矣。每日及午后各服一匙，以温酒一盏
化下。如欲作丸，日中再煎，令可丸，大如梧子，每服
三十丸。及时多合为佳，其效甚速。

食治乌髭

[方　源]　《本草纲目》卷二十七·繁缕条。

[组　成]　繁缕。

[用　法]　繁缕为菜，久久食之，能乌髭发。

👉 注意事项

白发饮食宜忌

宜食：

　　宜食富含蛋白质、维生素及微量元素的食物。

忌食：

　　忌食辛辣刺激性、油腻食物等。

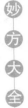

 # 脱 发

脱发分为生理性脱发和病理性脱发两种。生理性脱发是指头发正常脱落，病理性脱发是指头发过度或异常脱落。导致脱发的因素有很多，如遗传性因素、年龄增长、免疫异常、精神压力过大或应激、内分泌失调、服用某些药物以及自身免疫等。各种脱发类型中，以雄性激素脱发和斑秃为主，表现多为发际线后移、头顶脱发、短时间内头发簇集脱落等。

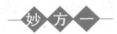 ## 发落不生

妙方一

[方　源] 《本草纲目》卷三十五·桐条。

[组　成] 桐叶一把，麻子仁三升。

[用　法] 上药以米泔煮五六沸，去滓。日日洗之，则长。

妙方二

[方　源] 《本草纲目》卷三十五·合欢条。

[组　成] 合欢木灰二合，墙衣五合，铁精一合，水萍末二合。

[用　法] 上药研匀，生油调涂，一夜一次。

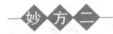
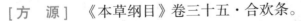
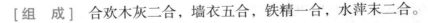
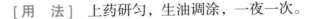 ## 年少发白

[方　源] 《本草纲目》卷三十九·蜂蜜条。

合 欢

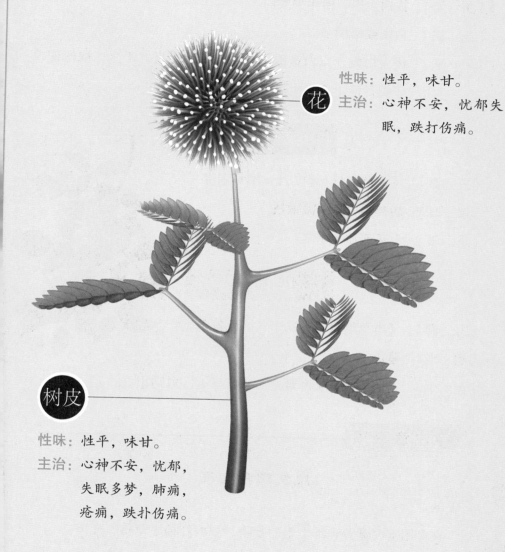

花 性味：性平，味甘。
主治：心神不安，忧郁失
眠，跌打伤痛。

树皮

性味：性平，味甘。
主治：心神不安，忧郁，
失眠多梦，肺痈，
疮痈，跌扑伤痛。

产地分布：分布于东北、华东、中南及西南各地。
形态特征：树干为灰黑色；嫩枝、花序和叶轴被茸毛或短柔毛。
花为粉红色，花丝细长。荚果幼时有柔毛，带状。
种子为褐色，呈扁椭圆形。
功　　效：安神解郁，和血消痈，理气，明目，活络。

[主　治]　拔白生黑，治年少发白。

[组　成]　白蜜或梧桐子。

[用　法]　拔去白发，以白蜜涂毛孔中，即生黑发。不生，取梧桐子捣汁涂上，必生黑者。

病后发落

[方　源]　《本草纲目》卷二十·骨碎补条。

[组　成]　胡孙姜、野蔷薇嫩枝。

[用　法]　上药煎汁，刷之。

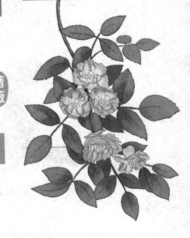

蔷薇

小儿头秃

[方　源]　《本草纲目》卷二十六·芜菁条。

[组　成]　蔓菁子。

[用　法]　上药为末，和酢敷之。一日三上。愈则止。

📑 注意事项

脱发饮食宜忌

宜食：

　　宜食用富含营养和维生素的食物，如西红柿、草莓、瘦肉。

忌食：

　　忌食辛辣、刺激性食物以及油腻类食物，如辣椒、肥肉。

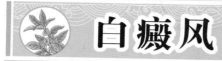

白癜风

　　白癜风是一种体内黑色素细胞被破坏导致皮肤出现白斑的常见皮肤病。白癜风的具体病因尚不明确，可能与遗传因素及多种内外因素导致黑色素细胞功能缺失有关。白癜风的主要症状是皮肤上长白斑，以脸部、脖子和手臂等部位最为常见。

白癜风斑

[方　　源]　《本草纲目》卷二十九·杏条。

[组　　成]　杏仁连皮尖。

[用　　法]　上药每早嚼二七粒，揩令赤色。夜卧再用。

身面白癜

[方　　源]　《本草纲目》卷二十二·胡麻条。

[组　　成]　生胡麻油一合。

[用　　法]　上药以酒服，一日三服，至五斗瘥。忌生冷、猪、鸡、鱼、蒜等，百日。

白癜风疮

[方　　源]　《本草纲目》卷三十五·楸条。

[组　　成]　楸白皮五斤。

[用　　法]　上药以水五斗，煎五升，去滓，煎如稠膏。日三摩之。

153

白癜风疾

[方　源]　《本草纲目》卷十六·蒺藜条。

[组　成]　白蒺藜子六两。

[用　法]　上药生捣为末。每汤服二钱，日二服。一月根绝，服至半月，白处见红点，神效。

白癜风

[方　源]　《本草纲目》卷二十七·藜条。

[组　成]　红灰藋五斤，茄子根、茎三斤，苍耳根、茎五斤。

[用　法]　上药晒干烧灰，以水一斗煎汤淋汁，熬成膏，别以好乳香半两，铅霜一分，腻粉一分，炼成牛脂二两，和匀。每日涂三次。

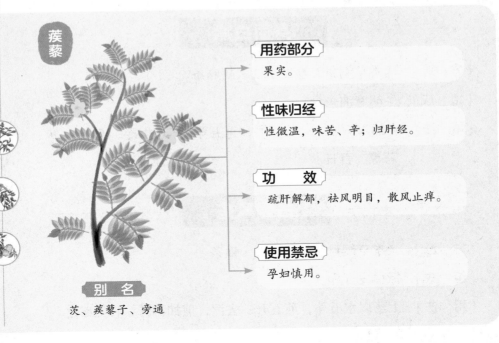

蒺藜

用药部分

果实。

性味归经

性微温，味苦、辛；归肝经。

功　效

疏肝解郁，祛风明目，散风止痒。

使用禁忌

孕妇慎用。

别　名

茨、蒺藜子、旁通

白癜风癣

[方　源]　《本草纲目》卷二十二·小麦条。

[组　成]　小麦。

[用　法]　以小麦摊石上，烧铁物压出油。搽之甚效。

赤白癜风

[方　源]　《本草纲目》卷十·石胆条。

[组　成]　胆矾、牡蛎粉各半两。

[用　法]　上药生研，醋调，摩之。

 注意事项

白癜风饮食宜忌

宜食：

　　宜食富含优质蛋白质及微量元素的食物。

忌食：

　　1.忌烟、酒及辛辣刺激性食物。

　　2.忌食鱼、虾、羊肉等发物。

雀 斑

　　雀斑又名雀儿斑、雀子，是指皮肤暴露部位出现的褐色或淡褐色如针头至黄豆大小的斑点，多见于女性，好发于面部，也可发生于颈部及手背部，影响人的容貌。雀斑与阳光刺激有关，夏季表现更为显著。

雀卵面斑

[方　源]　《本草纲目》卷四十七·鸬鹚条。

[组　成]　鸬鹚骨（烧研）、白芷末。

[用　法]　上药以猪脂和，夜涂旦洗。

面上雀斑

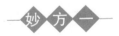
妙方一

[方　源]　《本草纲目》卷十四·山奈条。

[组　成]　三奈子、鹰粪、密陀僧、蓖麻子等分。

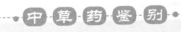
中草药鉴别

　　山奈的根茎为浅褐色或黄褐色，横切片圆形或近圆形，切面类白色且富粉性，常略凸起，习称"缩皮凸肉"。质地坚脆，易折断，气芳香，味辛辣。以气香浓、味辛辣、色白、粉性足者为最佳。常见伪品为苦山奈。

[用　法]　上药研匀，以乳汁调之。夜涂旦洗去。

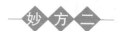

[方　源]　《本草纲目》卷十七·蓖麻条。

[组　成]　蓖麻子仁、密陀僧、硫黄各一钱。

[用　法]　上药为末。用羊髓和匀，夜夜敷之。

面黯雀斑

[方　源]　《本草纲目》卷三十七·茯苓条。

[组　成]　白茯苓末。

[用　法]　上药以蜜和，夜夜敷之，二七日，则愈。

👉 注意事项

雀斑饮食宜忌

宜食：

　　1.宜食富含优质蛋白的食物，如鸡蛋、牛奶、瘦肉等。

　　2.适当摄入新鲜蔬菜、水果。

忌食：

　　1.忌食辛辣刺激食物。

　　2.忌食炸、煎、烤类食物，如炸鸡、烤肉、煎蛋等。

　　3.忌食腌制食物。

黄褐斑

黄褐斑也称肝斑，是多种因素导致的面部出现黄褐色的色素沉着，多以对称的蝶形分布于颊部。中医学上认为，此病多由脾虚不能生化精微，肌肤失养，气血两亏，导致湿热熏蒸而成，或由于血弱不能养荣，水亏不能制火，虚热内蕴，郁而不散，阻滞于肌肤所致。

面上黑斑
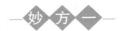

妙方一

[方　源]　《本草纲目》卷十五·枲耳条。

[组　成]　苍耳叶。

[用　法]　上药焙为末，食后米饮调服一钱，一月愈。

妙方二

[方　源]　《本草纲目》卷二十八·木耳条。

[组　成]　桑耳。

[用　法]　上药焙研，每食后热汤服一钱，一月愈。

女人面䵟
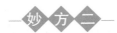

[方　源]　《本草纲目》卷二十九·李条。

[组　成]　李核仁、鸡子。

[用　法]　李核仁去皮细研，以鸡子白和如稀饧，涂之。至旦以浆
　　　　　水洗去，后涂胡粉。不过五六日效。忌见风。

面黵风疮

[方　源]　《本草纲目》卷十四·甘松香条。

[组　成]　香附子、甘松各四两，黑牵牛半斤。

[用　法]　上药为末。日用洗面。

身面黑痣

[方　源]　《本草纲目》卷十七·藜芦条。

[组　成]　藜芦灰五两。

[用　法]　上药以水一大碗淋汁，铜器重汤煮成黑膏，以针微刺破
　　　　　点之，不过三次效。

洗面去黵

[方　源]　《本草纲目》卷三十五·无患子条。

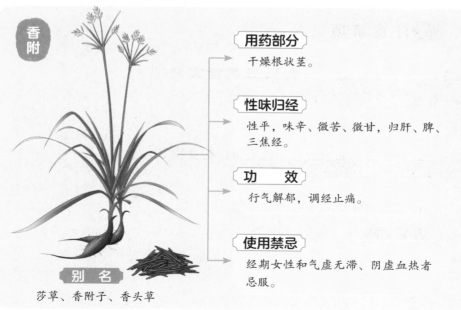

香附

别名

莎草、香附子、香头草

用药部分
干燥根状茎。

性味归经
性平，味辛、微苦、微甘，归肝、脾、
三焦经。

功效
行气解郁，调经止痛。

使用禁忌
经期女性和气虚无滞、阴虚血热者
忌服。

皮肤科妙方

第六章

159

[组　成]　无患子。

[用　法]　上药肉皮捣烂，入白面和，大丸。

面上黑气

[方　源]　《本草纲目》卷十七·半夏条。

[组　成]　半夏。

[用　法]　上药焙研，米醋调敷。不可见风，不计遍数，从早至晚，如此三日，皂角汤洗下，面莹如玉也。

面上黑黯

[方　源]　《本草纲目》卷三十九·蚕条。

[组　成]　白僵蚕末。

[用　法]　上药以水和，搽之。

☞ 注意事项

黄褐斑饮食宜忌

宜食：

　　1. 宜规律饮食。

　　2. 宜食富含维生素 C 和优质蛋白的食物。

忌食：

　　1. 忌食油腻及辛辣刺激性食物。

　　2. 忌烟酒。

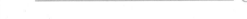

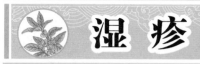

湿 疹

湿疹是由多种内外因素引起剧烈瘙痒的一种皮肤炎症反应。湿疹病因复杂，常为内外因相互作用的结果。内因如慢性感染病、内分泌及新陈代谢障碍、精神或神经因素等，外因如生活环境、气候变化、接触化学物质等。根据病程可分为急性湿疹、亚急性湿疹、慢性湿疹三类。

热毒湿疮

[方　源]　《本草纲目》卷十九·菖蒲条。

[病　征]　有人遍身生疮，痛而不痒，手足尤甚，粘着衣被，晓夕不得睡。

[组　成]　菖蒲三斗。

[用　法]　上药日干为末，布席上卧之，仍以衣被覆之。既不粘衣，又复得睡，不五、七日，其疮如失。

天柱毒疮

[方　源]　《本草纲目》卷五十·驴条。

[病　征]　生脊大椎上，大如钱，赤色，出水。

[组　成]　驴蹄二片，胡粉（熬）一分，麝香少许。

[用　法]　上药为末。醋和涂之，干则掺之。

一切湿疮

[方　源]　《本草纲目》卷四十二·蟾蜍条。

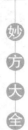

[组　成]　蟾蜍。

[用　法]　上药烧灰，猪脂和敷。

走皮湿疮

[方　源]　《本草纲目》卷十八·紫葳条。

[病　征]　满颊满顶，浸淫湿烂，延及两耳，痒而出水，发歇不
　　　　　定，田野名悲羊疮。

[组　成]　凌霄花。

[用　法]　上药并叶煎汤，日日洗之。

血注脚疮

[方　源]　《本草纲目》卷二十八·木耳条。

[组　成]　桑耳、楮耳、牛屎菰各五钱，胎发灰（男用女，女用男）
　　　　　三钱。

[用　法]　上药研末，油和涂之，或干涂之。

 注意事项

湿疹饮食宜忌

宜食：

　1. 宜食清热利湿的食物。

　2. 宜食高蛋白、高热量、富含维生素、易消化的食物。

忌食：

忌烟酒，忌食辛辣、油腻食物以及海腥发物。

第七章 五官科妙方

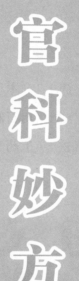

本章主要精选五官科疾病的相关方剂，内容包括倒睫、结膜炎、夜盲症、青盲等，其中一些方剂至今活跃在中医领域，供读者参考。

倒 睫

    倒睫常常由沙眼、睑缘炎、睑腺炎、睑烧伤和睑外伤等造成，是指睫毛向后生长，导致触及眼球的一种眼科疾病，患者常有疼痛、流泪和持续性异物感，久则角膜浅层可出现混浊，形成溃疡。

睫毛倒入

[方　源]　《本草纲目》卷二十·石斛条。

[组　成]　川石斛、川芎䓖等分。

[用　法]　上药为末。口内含水，随左右嗜鼻，日二次。

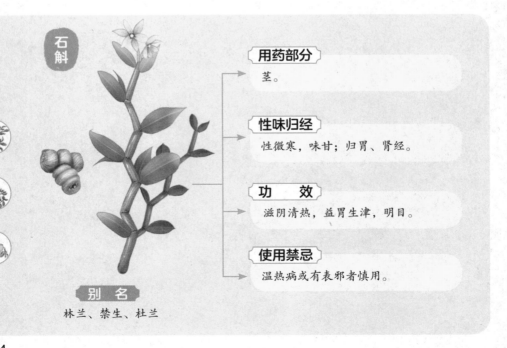

石斛

用药部分

茎。

性味归经

性微寒，味甘；归胃、肾经。

功　效

滋阴清热，益胃生津，明目。

使用禁忌

温热病或有表邪者慎用。

别　名

林兰、禁生、杜兰

眼睑倒刺

[方　　源]　《本草纲目》卷五十一·猬条。

[组　　成]　猬刺、枣针、白芷、青黛等分。

[用　　法]　上药为末，随左右目嗜鼻中，口含冷水。

眼睑拳毛

[方　　源]　《本草纲目》卷三十六·白棘条。

[组　　成]　赤龙爪（倒钩棘）一百二十个，地龙二条，木贼一百二十节，木鳖子仁二个。

[用　　法]　上药炒为末。摘去睫毛，每日以此嗜鼻三五次。

 注意事项

倒睫饮食宜忌

宜食：

　　1. 宜食易消化的食物。

　　2. 宜食富含优质蛋白质的食物，如鸡蛋、瘦肉、牛奶等。

忌食：

　　1. 忌酒。

　　2. 忌食辛辣刺激性食物，如辣椒、大葱、大蒜等。

　　3. 忌食高盐食物或腌制物。

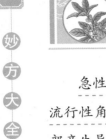

结膜炎

急性结膜炎是一种结膜组织炎症，常见的有急性卡他性结膜炎、流行性角膜结膜炎、流行性出血性结膜炎。急性结膜炎会让患者眼部产生异物感、烧灼感，并伴随发痒和流泪。

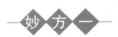

赤眼痛

[方　源]　《本草纲目》卷八·铅丹条。

[组　成]　黄丹、蜂蜜。

[用　法]　上药贴太阳穴，立效。

赤眼涩痛

妙方一

[方　源]　《本草纲目》卷三十六·桑条。

[组　成]　桑叶。

[用　法]　上药为末，纸卷烧烟熏鼻，取效，《海上方》也。

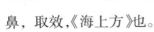

桑叶

妙方二

[方　源]　《本草纲目》卷二十六·干姜条。

[组　成]　白姜。

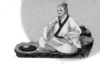

［用　法］　上药为末，水调贴足心，甚妙。

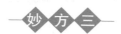

［方　源］　《本草纲目》卷十二·萎蕤条。

［组　成］　葳蕤、赤芍药、当归、黄连等分。

［用　法］　上药煎汤，熏洗。

天行赤目暴肿

［方　源］　《本草纲目》卷三十六·枸杞、地骨皮条。

［组　成］　地骨皮三斤。

［用　法］　上药以水三斗，煮三升，去滓，入盐一两，取二升。频
频洗点。

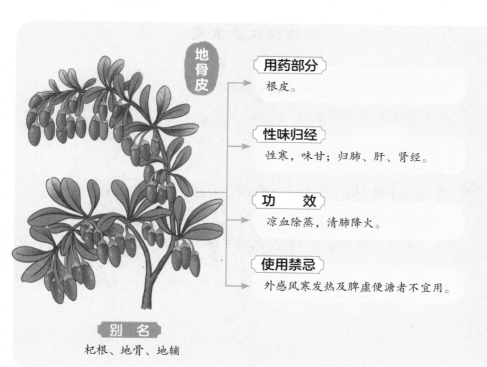

地骨皮

用药部分
根皮。

性味归经
性寒，味甘；归肺、肝、肾经。

功　效
凉血除蒸，清肺降火。

使用禁忌
外感风寒发热及脾虚便溏者不宜用。

别　名
杞根、地骨、地辅

飞血赤目热痛

[方　　源] 《本草纲目》卷十六·蓝条。

[组　　成] 干蓝叶（切）二升，车前草半两，淡竹叶（切）三握。

[用　　法] 上药以水四升，煎二升，去滓温洗。冷即再暖，以瘥为度。

目睛暴痛

[方　　源] 《本草纲目》卷十八·防己条。

[组　　成] 防己。

[用　　法] 上药酒浸三次，为末。每一服二钱，温酒下。

 注意事项

结膜炎饮食宜忌

宜食：

1. 饮食宜清淡、易消化、富有营养。

2. 宜食新鲜蔬菜和水果。

忌食：

1. 忌烟、酒、咖啡。

2. 忌食辛辣刺激性食物，如辣椒、大葱、大蒜等。

3. 忌食生冷寒凉的食物。

4. 忌食易导致过敏的食物，如梭子蟹、龙虾、多宝鱼等。

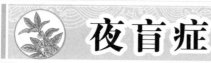

夜盲症

夜盲症也叫维生素 A 缺乏症，中医学称之为"雀目""鸡盲"等。主要表现为在黑暗中或暗处视物不清，或者不能见物。

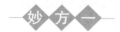

青盲雀目

—— 妙 方 一 ——

[方　源]　《本草纲目》卷十二·术条。

[组　成]　苍术四两。

[用　法]　上药泔浸一夜，切焙研末。每服三钱，猪肝三两，批开

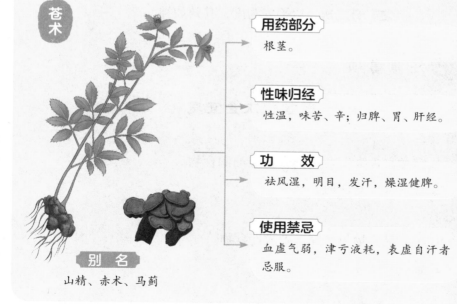

苍术

用药部分
根茎。

性味归经
性温，味苦、辛；归脾、胃、肝经。

功　效
祛风湿，明目，发汗，燥湿健脾。

使用禁忌
血虚气弱，津亏液耗，表虚自汗者忌服。

别　名
山精、赤术、马蓟

掺药在内，扎定，入粟米一合，水一碗，砂锅煮熟，熏眼，临卧，食肝饮汁，不拘大人、小儿皆治。

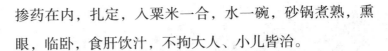

—— 妙 方 二 ——

[方　源]　《本草纲目》卷十六·决明条。

[组　成]　决明一升，地肤子五两。

[用　法]　上药为末。米饮丸梧子大，每下二三十丸。

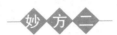

肝虚雀目

[方　源]　《本草纲目》卷三十九·蜜蜡条。

[组　成]　黄蜡、蛤粉。

[用　法]　黄蜡不以多少，熔汁取出，入蛤粉相和得所。每用刀子切下二钱，以猪肝二两切开，掺药在内，麻绳扎定。水一碗，同入铫子内煮熟，取出乘热蒸眼。至温，并肝食之，日二次，以平安为度，其效如神。

 注意事项

夜盲症饮食宜忌

宜食：

　1. 宜食富含维生素 A 的食物及油润食物。

　2. 宜食含锌的食物。

忌食：

　1. 忌油腻食物与辛辣、刺激性食物。

　2. 忌酒。

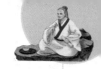

睑缘炎

睑缘炎是一种难以治愈的睑缘组织的慢性炎症性病变，俗称烂眼边，有较多分型，常见症状包括眼红和眼痒，并伴随强烈的烧灼感，还容易引发结膜炎、干眼、角膜炎和睑缘肥厚等并发症。睑缘炎是一种病程较长的疾病，早期治疗与长期治疗能够防止和控制疾病的进展。

风眼赤烂

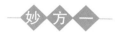

［方　源］　《本草纲目》卷十一·朴硝条。

［组　成］　明净皮硝一盏。

［用　法］　上药以水二碗，煎化，露一夜，滤净澄清，朝夕洗目。三日其红即消，虽半世者亦愈也。

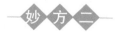

［方　源］　《本草纲目》卷三十九·五倍子条。

［组　成］　五倍子（煅存性）。

［用　法］　上药为末。入飞过黄丹少许，敷之。日三上，甚良。

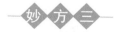

［方　源］　《本草纲目》卷十·石胆条。

［组　成］　胆矾三钱。

［用　法］　上药烧研，泡汤日洗。

171

眼赤生疮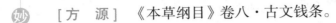

[方　源] 《本草纲目》卷八·古文钱条。

[病　征] 眼赤生疮，连年不愈。

[组　成] 古钱一文，青江石一个。

[用　法] 洗净，以钱于石上磨蜜，取浓汁三四滴在盏，覆瓦上，
　　　　　以艾灸瓦内七壮熏蜜，取点之效。

眼弦赤烂

[方　源] 《本草纲目》卷十四·薄荷条。

[组　成] 薄荷。

[用　法] 上药以生姜汁，浸一宿，晒干为末。每用一钱，沸汤泡洗。

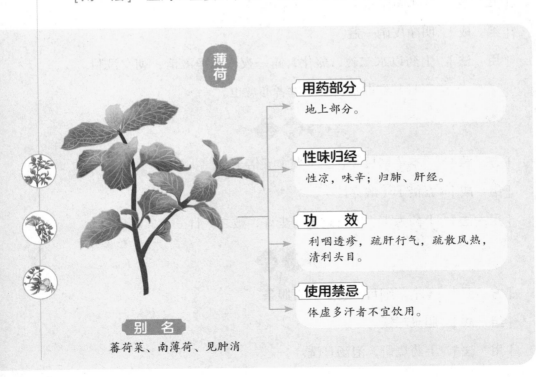

薄荷

用药部分
地上部分。

性味归经
性凉，味辛；归肺、肝经。

功　效
利咽透疹，疏肝行气，疏散风热，清利头目。

使用禁忌
体虚多汗者不宜饮用。

别　名
蕃荷菜、南薄荷、见肿消

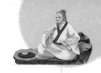

赤烂眼

[方　源]　《本草纲目》卷三十六·蕤核条。

[组　成]　蕤仁四十九个（去皮），胡粉（煅如金色）一鸡子大。

[用　法]　上药研匀，入酥一杏仁许，龙脑三豆许，研匀，油纸裹收。每以麻子许，涂大小眦上，频用取效。

赤目生疮

[方　源]　《本草纲目》卷十五·枲耳条。

[组　成]　道人头末二两，乳香一钱。

[用　法]　上药每用一钱，烧烟嗜鼻。

烂弦风眼

[方　源]　《本草纲目》卷八·铜青条。

[组　成]　铜青。

[用　法]　上药水调涂碗底，以艾熏干，刮下，涂烂处。

☞ **注意事项**

睑缘炎饮食宜忌

宜食：

1. 宜食清淡、易消化的食物，保持大便通畅。

2. 宜食富含营养的食物。

忌食：

忌食油腻、辛辣刺激性食物，减少烟酒刺激。

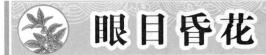

眼目昏花

眼目昏花在中医上也叫"目昏""目花"等，一般由多种因素导致，或肝肾不足，精血虚弱；或心营亏损，神气虚乏；或脾胃虚弱，运化失调等。

眼目昏暗

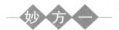

妙方一

[方　源]　《本草纲目》卷十三·茈胡条。

[组　成]　柴胡六铢，决明子十八铢。

[用　法]　上药治筛，人乳汁和敷目上，久久夜见五色。

妙方二

[方　源]　《本草纲目》卷十五·枭耳条。

[组　成]　枭耳实一升。

[用　法]　上药为末，白米半升作粥，日食之。

肝风眼黑

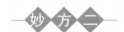

[方　源]　《本草纲目》卷十二·桔梗条。

[病　征]　肝风眼黑，目睛痛，肝风盛也。

[组　成]　桔梗一斤，黑牵牛头三两。

[用　法]　上药为末，蜜丸梧子大。每服四十丸，温水下，日二服。

决明子

性味： 味甘、苦、咸，性微寒。

主治： 目赤涩痛，高脂血症，头晕目
眩，目暗不明，习惯性便秘，
麦粒肿，
高血压等。

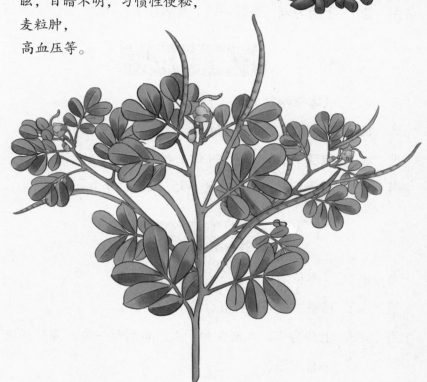

产地分布： 决明一般生长在路边或旷野等处。我国南北各地均有栽
培，主产于安徽、四川、广西、广东等地。

形态特征： 直立、粗壮、一年生亚灌木状草本。叶倒卵形或倒卵状
长椭圆形，顶端圆钝而有小尖头，上面被稀疏柔毛，下
面被柔毛。花腋生，萼片稍不等大，卵形或卵状长圆形，
花瓣黄色。荚果纤细，近四棱形，两端渐尖。种子菱形，
光亮。

功　　效： 清肝明目，润肠通便。

眼目昏涩

[方　源]　《本草纲目》卷十二·术条。

[组　成]　苍术（泔浸七日，去皮切焙）半斤，木贼二两。

[用　法]　上药为末。每服一钱，茶酒任下。

眼生黑花

[方　源]　《本草纲目》卷三十二·蜀椒条。

[病　征]　眼生黑花，年久不可治。

[组　成]　椒目（炒）、苍术（炒）各一两。

[用　法]　上药为末，醋糊丸梧子大。每服二十丸，醋汤下。

目昏难视

[方　源]　《本草纲目》卷三十六·楮条。

[组　成]　楮桃、荆芥穗各五百枚。

[用　法]　上药为末，炼蜜丸弹子大。食后嚼一丸，薄荷汤送下，
　　　　　一日三服。

☞ 注意事项

眼目昏花饮食宜忌

宜食：

　　宜食有营养的食物。

忌食：

　　忌食辛辣、刺激性食物，如辣椒、大葱、大蒜等。

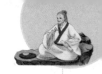

 # 泪溢症

泪溢症也叫"冷泪症"，是指由于泪道狭窄或阻塞引发的眼部疾病。中医学认为，该病是因肝肾虚弱，气血两亏，或外受冷风刺激等导致。

冷泪不止

[方　　源]　《本草纲目》卷十五·夏枯草条。

[病　　征]　肝虚目睛痛，冷泪不止，筋脉痛，羞明怕日。

[组　　成]　夏枯草半两，香附子一两。

[用　　法]　上药为末。每服一钱，腊茶汤调下。

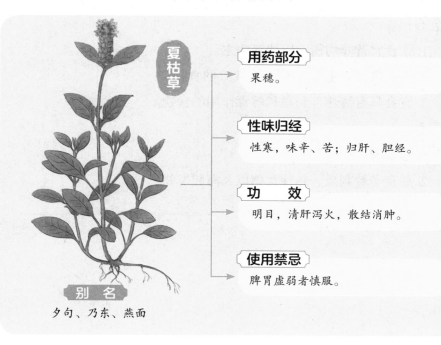

夏枯草

用药部分
果穗。

性味归经
性寒，味辛、苦；归肝、胆经。

功　效
明目，清肝泻火，散结消肿。

使用禁忌
脾胃虚弱者慎服。

别　名
夕句、乃东、燕面

肝虚目泪

[方　源]　《本草纲目》卷三十四·松条。

[组　成]　炼成松脂一斤，酿米二斗，水七斗，曲二斗。

[用　法]　造酒。频饮之。

目昏多泪

[方　源]　《本草纲目》卷十五·木贼条。

[组　成]　木贼（去节）、苍术（泔浸）各一两。

[用　法]　上药为末。每服二钱，茶调下或蜜丸亦可。

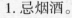 注意事项

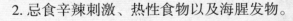

泪溢症饮食宜忌

宜食：

1. 饮食宜营养均衡，以清淡为主。

2. 宜食富含维生素 A 和维生素 C 的食物。

3. 宜食具有清热、利湿和解毒作用的食物。

忌食：

1. 忌烟酒。

2. 忌食辛辣刺激、热性食物以及海腥发物。

耳鸣、耳聋

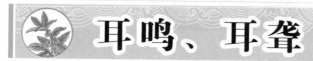

　　耳鸣为耳科疾病中的常见症状，患者自觉耳内或头部有声音，但其环境中并无相应的声源，而且越是安静，感觉鸣音越大。耳聋是指不同程度的听力减退，轻者在缩短距离或声音加大之后，尚可听清；重者则听不到任何声响。

耳鸣不止

[方　源]　《本草纲目》卷十七·附子条。

[病　征]　耳鸣不止，无昼夜。

[组　成]　乌头（烧作灰）、菖蒲等分。

[用　法]　上药为末，绵裹塞之，日再用，取效。

耳猝聋闭

[方　源]　《本草纲目》卷十一·石硫黄条。

[组　成]　硫黄、雄黄等分。

[用　法]　上药研末。绵裹塞耳，数日，即闻人语也。

耳卒烘烘

[方　源]　《本草纲目》卷十八·栝楼条。

[组　成]　栝楼根，腊猪脂。

[用　法]　栝楼根削尖，以腊猪脂煎三沸，取塞耳，三日即愈。

179

风病耳鸣

[方　源]　《本草纲目》卷十一·食盐条。

[组　成]　盐五升。

[用　法]　盐蒸热，以耳枕之，冷复易之。

耳卒聋

[方　源]　《本草纲目》卷四十四·鲤鱼条。

[组　成]　鲤鱼脑。

[用　法]　竹筒盛鲤鱼脑，于饭上蒸过，注入耳中。

久聋不听

[方　源]　《本草纲目》卷三十四·松条。

[组　成]　松脂（炼）三两，巴豆一两。

[用　法]　上药和捣成丸，薄绵裹塞，一日二度。

👉 注意事项

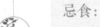

耳鸣、耳聋饮食宜忌

宜食：

　　宜清淡饮食。

忌食：

　　忌烟、酒以及刺激性食物。

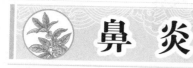

鼻　炎

　　鼻炎是指鼻腔黏膜炎症，有急性和慢性鼻炎两种。急性鼻炎大多因受凉后身体抵抗力减弱，病毒和细菌相继侵入而引起，也是某些以呼吸道为主的急性传染病的鼻部表现。屡发者可转为慢性。鼻炎在中医上属于"鼻渊"的范畴，发病原因与肺、脾、肾三脏虚损有关。

鼻塞不通

[方　源] 《本草纲目》卷十五·大蓟、小蓟条。

[组　成] 小蓟一把。

[用　法] 上药以水二升，煮取一升，分服。

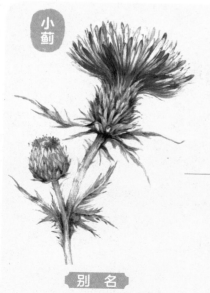

小蓟

【用药部分】
地上部分。

【性味归经】
性凉，味甘、苦；归心、肝经。

【功　效】
散瘀止血，解毒消痈，凉血。

【使用禁忌】
血虚、脾胃虚寒、便溏泄泻者忌服。

别　名
猫蓟、青刺蓟、千针草

鼻塞出水

[方　源]　《本草纲目》卷十六·蒺藜条。

[病　征]　鼻塞出水，多年不闻香臭。

[组　成]　蒺藜二握。

[用　法]　上药当道车碾过，以水一大盏，煮取半盏。仰卧，先满口含饭，以汁一合灌鼻中。不过再灌，嚏出一两个息肉，似赤蛹虫，即愈。

肺实鼻塞

[方　源]　《本草纲目》卷十三·白薇条。

[组　成]　白薇、贝母、款冬花各一两，百部二两。

[用　法]　上药为末。每服一钱，米饮下。

👉 注意事项

鼻炎饮食宜忌

宜食：

1.宜少食多餐，以易消化食物为主。

2.宜食高蛋白、高维生素类食物。

忌食：

1.忌食高盐、过硬、辛辣煎烤类食物。

2.忌暴饮暴食。

3.忌酒。

鼻窦炎

　　上颌窦、筛窦、额窦和蝶窦的黏膜发炎统称为鼻窦炎，其中以上颌窦炎和筛窦炎最常见，常由感冒引起，分为急性和慢性两种。鼻窦炎在中医上属于"鼻渊"的范畴，是一种常见疾病。中医认为"鼻乃心窍，为肺之门户"，因此当外邪侵犯、气虚不固时，热邪会留滞在肺窍内，进而出现头晕、流鼻涕的症状。

鼻渊流涕

[方　源]　《本草纲目》卷十五·枲耳条。

[组　成]　苍耳子（即缫丝草子）（炒）。

[用　法]　上药研为末，每白汤点服一二钱。

脑宣不止

[方　源]　《本草纲目》卷三十五·皂荚条。

[组　成]　皂角（去皮、子），蜜炙（碎）。

[用　法]　上药入水，取浓汁，熬成膏。

脑热鼻渊

[方　源]　《本草纲目》卷十四·水苏条。

[病　征]　脑热鼻渊，肺壅多涕。

[组　成]　鸡苏叶、麦门冬、川芎䓖、桑白皮（炒）、黄芪（炙）、

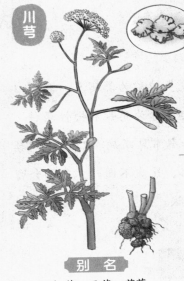

川芎

用药部分

干燥根状茎。

性味归经

性温，味辛，归肝、胆、心包经。

功　　效

活血行气，祛风止痛。

使用禁忌

气血亏虚者、阴虚火旺者忌服。

别　名

抚芎、西芎、芎䓖

甘草（炙）、生地黄（焙）等分。

[用　法]　上药为末，炼蜜丸梧子大。每服四十丸，人参汤下。

👉 注意事项

鼻窦炎饮食宜忌

宜食：

1. 宜多补充水分，以稀释黏液，保持其流动性。

2. 宜食全谷类、豆类和坚果类食物和富含维生素 C 的食物。

忌食：

1. 忌暴饮暴食。

2. 忌烟酒。

慢性牙周炎

　　牙周炎是一种牙周组织遭到破坏而产生的慢性炎症，通常是由于长期存在的慢性牙龈炎向深部牙周组织扩散而引发。因为早期无症状或症状不明显，往往被忽视，一旦出现症状时就比较严重，甚至会导致牙齿无法保留。

　　牙周炎初期只会出现继发性牙龈出血或口臭等症状，随着炎症扩散，会产生牙周袋、牙周溢脓和牙齿松动等症状，还可能出现体温升高、全身不适等症状。中医学上认为，是由胃火炽盛，热不得宣导致。治疗时应以清胃泻火或培补肾元为主。

牙齿宣露

[方　源]　《本草纲目》卷三十七·竹条。

[组　成]　黄竹叶、当归尾。

[用　法]　上药研末，煎汤。入盐含漱。

风牙宣露

[方　源]　《本草纲目》卷三十四·丁香条。

[病　征]　风牙宣露，发歇口气。

[组　成]　丁香、射干各一两，麝香一分。

[用　法]　上药为末，日揩。

牙缝出血不止

[方　源]　《本草纲目》卷三十九·五倍子条。

[组　成]　五倍子（烧存性）。

[用　法]　上药研末，敷之即止。

牙齿动摇

[方　源]　《本草纲目》卷三十九·五倍子条。

[病　征]　牙齿动摇及外物伤动欲落者。

[组　成]　五倍子、干地龙（炒）等分。

[用　法]　上药为末。先以姜揩过，然后敷之。

👉 注意事项

慢性牙周炎饮食宜忌

宜食：

　1. 宜食富含维生素 C 的食物。

　2. 宜食富含蛋白质的食物。

忌食：

　1. 忌食辛辣刺激性食物。

　2. 忌食过冷过热的食物。

　3. 忌食含骨、带壳海鲜等坚硬食物。

　4. 忌烟酒。

第八章

骨科妙方

本章主要针对骨科疾病，对李时珍留给后人的相关方剂进行精心挑选，内容包括骨折、伤筋、内伤、腰痛和腰部扭伤等症状。

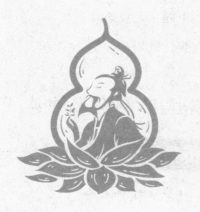

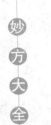

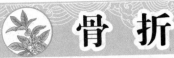

骨 折

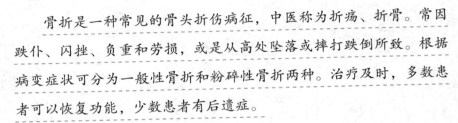

　　骨折是一种常见的骨头折伤病征，中医称为折疡、折骨。常因跌仆、闪挫、负重和劳损，或是从高处坠落或摔打跌倒所致。根据病变症状可分为一般性骨折和粉碎性骨折两种。治疗及时，多数患者可以恢复功能，少数患者有后遗症。

折伤接骨

[方　源]　《本草纲目》卷八·粉锡条。

[组　成]　官粉、硼砂等分。

[用　法]　上药为末。每服一钱，苏木汤调下，仍频饮苏木汤，大效。

折伤堕坠

[方　源]　《本草纲目》卷二十四·大豆条。

[病　征]　折伤堕坠，瘀血在腹，气短。

[组　成]　大豆五升。

[用　法]　上药以水一斗，煮汁二升，顿服。剧者不过三作。

折伤筋骨

[方　源]　《本草纲目》卷三十六·接骨木条。

[组　成]　接骨木半两，乳香半钱，芍药、当归、川芎、自然铜各一两。

[用　法]　上药为末。化黄蜡四两，投药搅匀，众手丸如芡子大。

若止伤损，酒化一丸。若碎折筋骨，先用此敷贴，乃服。

折腕损伤

[方　源] 《本草纲目》卷十七·附子条。

[组　成] 大附子四枚（生切），猪脂一斤。

[用　法] 上药以三年苦醋同渍三宿，取脂，煎三上三下，日摩
敷之。

金疮接指

[方　源] 《本草纲目》卷三十五·苏方木条。

[病　征] 凡指断及刀斧伤。

[组　成] 真苏木末。

[用　法] 上药敷，外以蚕茧包缚完固，数日如故。

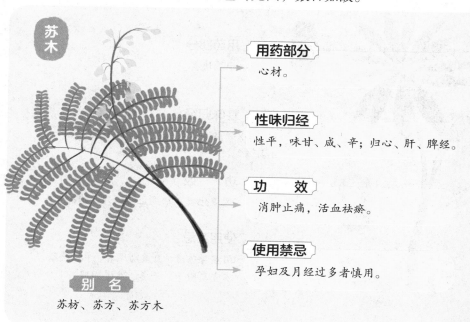

苏木

用药部分
心材。

性味归经
性平，味甘、咸、辛；归心、肝、脾经。

功　效
消肿止痛，活血祛瘀。

使用禁忌
孕妇及月经过多者慎用。

别　名
苏枋、苏方、苏方木

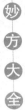

闪肭脱臼

[方　　源]　《本草纲目》卷二十三·黍条。

[病　　征]　闪肭脱臼，赤黑肿痛。

[组　　成]　黍米粉、铁浆粉各半斤，葱一斤。

[用　　法]　上药同炒存性，研末。以醋调服三次后，水调入少醋

　　　　　　贴之。

解颐脱臼

[方　　源]　《本草纲目》卷十七·虎掌、天南星条。

[病　　症]　解颐脱臼，不能收上。

[组　　成]　南星末。

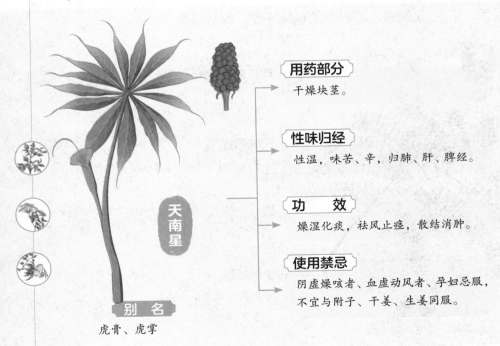

用药部分

干燥块茎。

性味归经

性温，味苦、辛，归肺、肝、脾经。

功　　效

燥湿化痰，祛风止痉，散结消肿。

使用禁忌

阴虚燥咳者、血虚动风者、孕妇忌服，
不宜与附子、干姜、生姜同服。

天南星

别　　名

虎膏、虎掌

190

[用　法]　上药以姜汁调，涂两颊，一夜即上。

跌仆折伤

[方　源]　《本草纲目》卷二十二·大麻条。

[病　症]　跌仆折伤疼痛。

[组　成]　黄麻烧灰、头发灰各一两，乳香五钱。

[用　法]　上药为末。每服三钱，温酒下，立效。

金疮踒折

[方　源]　《本草纲目》卷十八·通草条。

[组　成]　通草。

[用　法]　上药煮汁酿酒，日饮。

☞ **注意事项**

骨折饮食宜忌

宜食：

1. 骨折初，饮食宜清淡。

2. 经过治疗，宜食富含维生素 A、蛋白质的食物，有助于骨痂生长。

3. 宜食易消化的食物，可以在饭后吃香蕉和健胃消食片等，以促进肠胃消化吸收。

忌食：

1. 忌食辛辣、刺激性食物。

2. 忌酒。

第八章

伤 筋

　　伤筋是指筋的损伤，筋是机体除了皮、肉、脉、骨和脏腑外各种组织的统称，包括现代医学中的韧带、肌腱、筋膜和神经等。症状表现为肿胀疼痛、关节酸软少力、功能丧失等。治疗时应以消散瘀血、通畅气血为主。

跌仆伤损

[方　源]　《本草纲目》卷二十八·冬瓜条。

[组　成]　干冬瓜皮一两，真牛皮胶一两。

[用　法]　上药锉入锅内炒存性，研末。每服五钱，好酒热服。仍饮酒一瓯，厚盖取微汗。其痛即止，一宿如初，极效。

打击瘀血

[方　源]　《本草纲目》卷十二·桔梗条。

[病　征]　打击瘀血，在肠内，久不消，时发动。

[组　成]　桔梗。

[用　法]　上药为末，米饮下一刀圭。

打伤肿痛

[方　源]　《本草纲目》卷九·无名异条。

[组　成]　无名异。

[用　法]　上药为末，酒服，赶下四肢之末，血皆散矣。

打伤瘀血

[方　源]　《本草纲目》卷二十六·生姜条。

[组　成]　姜叶一升,当归三两。

[用　法]　上药为末。温酒服方寸匕,日三服。

蹉跌损伤

[方　源]　《本草纲目》卷五十一·鹿条。

[病　征]　蹉跌损伤,血瘀骨痛。

[组　成]　鹿角末。

[用　法]　上药以酒服方寸匕,日三服。

多年损伤不瘥

[方　源]　《本草纲目》卷二十八·冬瓜条。

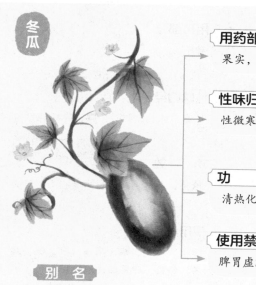

冬瓜

用药部分
果实,种子。

性味归经
性微寒,味甘;归肺、脾、小肠经。

功　效
清热化痰,排脓利湿。

使用禁忌
脾胃虚寒者慎服。

别　名
白瓜、水芝、白冬瓜

[组　成]　瓜子末。

[用　法]　上药温酒服。

宽筋治损

[方　源]　《本草纲目》卷十八·何首乌条。

[组　成]　何首乌十斤，生黑豆半斤，皂荚一斤，牵牛十两，薄荷
十两，木香、牛膝各五两，川乌头（炮）二两。

[用　法]　何首乌、生黑豆同煎熟，皂荚烧存性，牵牛炒取头末，
与薄荷、木香、牛膝、川乌头为末，酒糊丸梧子大。每
服三十丸，茶汤下。

远行脚跰成泡

[方　源]　《本草纲目》卷二十二·小麦条。

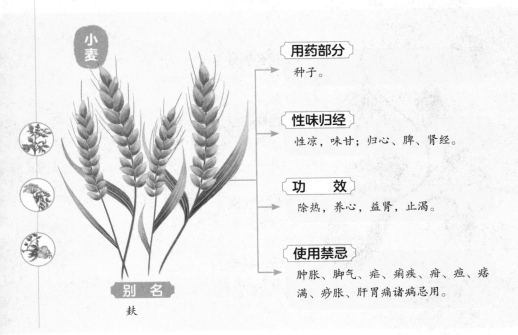

小麦

用药部分
种子。

性味归经
性凉，味甘；归心、脾、肾经。

功　效
除热，养心，益肾，止渴。

使用禁忌
肿胀、脚气、疟、痢疾、疝、疸、痞
满、痧胀、肝胃痛诸病忌用。

别　名
麸

[组　　成]　生面。

[用　　法]　上药水调，涂之，一夜即平。

打仆伤痛

[方　　源]　《本草纲目》卷五十·羊条。

[组　　成]　羊角灰。

[用　　法]　上药以沙糖水拌，瓦焙焦为末。每热酒下二钱，仍揉
痛处。

打仆瘀痕

[方　　源]　《本草纲目》卷十七·半夏条。

[组　　成]　半夏末。

[用　　法]　上药以水调，涂之，一宿，即没也。

☞ 注意事项

伤筋饮食宜忌

宜食：

　1.宜饮食清淡。

　2.宜食高蛋白、高热量的食物。

　3.宜食富含维生素的食物。

忌食：

　1.忌烟酒。

　2.少食熏制、腌制、霉变的食物。

腰 痛

　　腰痛是指腰部一边或两边疼痛，或痛连脊椎的病征。临床上常见的有内伤肾虚腰痛、外感寒湿腰痛和内伤瘀血腰痛三种类型。寒湿腰痛，治疗时应祛风散寒。肾虚腰痛，治疗时应温补肾阳，或滋阴清。瘀血腰痛，治疗时应活血化瘀。

腰胁卒痛

[方　源]　《本草纲目》卷二十四·大豆条。

[组　成]　大豆（炒）二升。

[用　法]　上药以酒三升，煮二升，顿服。

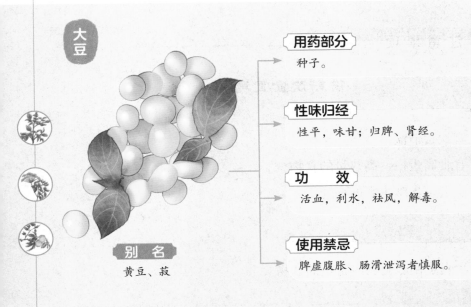

大豆

用药部分
种子。

性味归经
性平，味甘；归脾、肾经。

功　效
活血，利水，祛风，解毒。

使用禁忌
脾虚腹胀、肠滑泄泻者慎服。

别　名
黄豆、菽

风痹腰痛

[方　源]　《本草纲目》卷二十五·酒条。

[病　征]　风虚痹弱，腰膝疼痛。

[组　成]　巨胜子二升（炒香），薏苡仁二升，生地黄半斤。

[用　法]　上药袋盛浸酒饮。

气滞腰痛

[方　源]　《本草纲目》卷十四·木香条。

[组　成]　青木香、乳香各二钱。

[用　法]　上药以酒浸，饭上蒸，均以酒调服。

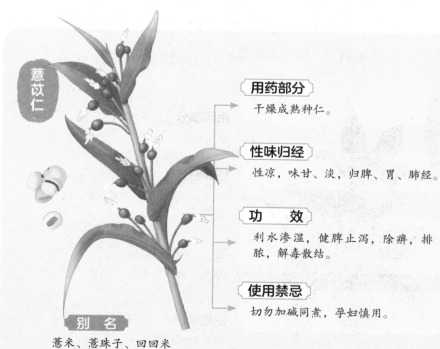

薏苡仁

用药部分
干燥成熟种仁。

性味归经
性凉，味甘、淡，归脾、胃、肺经。

功　效
利水渗湿，健脾止泻，除痹，排脓，解毒散结。

使用禁忌
切勿加碱同煮，孕妇慎用。

别　名
薏米、薏珠子、回回米

骨科妙方

第八章

197

腰痛如刺

[方　源]　《本草纲目》卷二十六·茴香条。

[组　成]　八角茴香。

[用　法]　上药炒研，每服二钱，食前盐汤下。外以糯米一二升，
　　　　　炒热袋盛，拴于痛处。

肾气作痛

[方　源]　《本草纲目》卷十八·牵牛子条。

[组　成]　黑、白牵牛等分。

[用　法]　上药炒为末。每服三钱，用猪腰子切，缝入茴香百粒，
　　　　　川椒五十粒，掺牵牛末入内扎定，纸包煨熟。空心食
　　　　　之，酒下。取出恶物效。

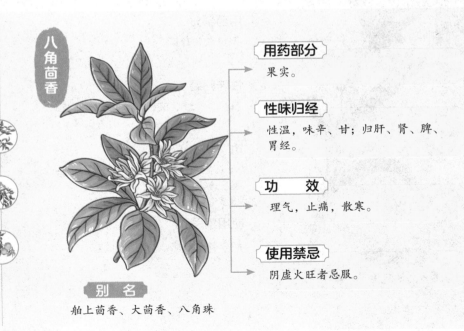

八角茴香

用药部分

果实。

性味归经

性温，味辛、甘；归肝、肾、脾、胃经。

功　效

理气，止痛，散寒。

使用禁忌

阴虚火旺者忌服。

别　名

舶上茴香、大茴香、八角珠

198

腰痛虚寒

[方　源]　《本草纲目》卷二十二·稻条。

[组　成]　糯米二升。

[用　法]　上药炒熟，袋盛，拴靠痛处。内以八角茴香研酒服。

湿气腰痛

[方　源]　《本草纲目》卷十六·车前条。

[组　成]　蛤蟆草连根七科，葱白连须七科，枣七枚。

[用　法]　上药煮酒一瓶，常服，终身不发。

冷气腰痛

[方　源]　《本草纲目》卷十三·延胡索条。

[组　成]　玄胡索、当归、桂心等分。

[用　法]　上药为末。温酒服三四钱，随量频进，以止为度，遂痛止。

☞ **注意事项**

腰痛饮食宜忌

宜食：

　　1.宜食高蛋白、高热量、高维生素、易消化的食物。

　　2.宜食富含钙的食物，如虾皮、豆制品。

忌食：

　　忌食油腻、辛辣、刺激性食物。

腰部扭伤

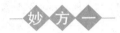

腰部扭伤是指由于跳跃、活动、摔倒以及提拉推抬重物时用力或姿势不当造成的腰部肌肉韧带、关节损伤。腰部扭伤分为腰部肌肉损伤、腰部韧带损伤以及小关节紊乱和错位等。

闪挫腰痛

妙方一

[方　源]　《本草纲目》卷二十六·莳萝条。

[组　成]　莳萝。

[用　法]　上药研作末，每酒服二钱匕，愈则止。

妙方二

[方　源]　《本草纲目》卷三十三·西瓜条。

[组　成]　西瓜青皮。

[用　法]　上药阴干为末，盐酒调服三钱。

闪肭腰痛

妙方一

[方　源]　《本草纲目》卷二十五·酒条。

[组　成]　神曲。

[用　法]　上药烧赤，淬酒饮之。

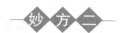

[方　源]　《本草纲目》卷五十·豕条。

[组　成]　豮猪肾一枚。

[用　法]　上药切片，盐、椒淹过，入甘遂末三钱，荷叶包煨熟食，
　　　　　　酒送下。

闪损腰痛

[方　源]　《本草纲目》卷二十七·莴苣条。

[组　成]　白莴苣子（炒）三两，白粟米（炒）一撮，乳香、没药、
　　　　　　乌梅肉各半两。

[用　法]　上药为末，炼蜜丸弹子大。每嚼一丸，热酒下。

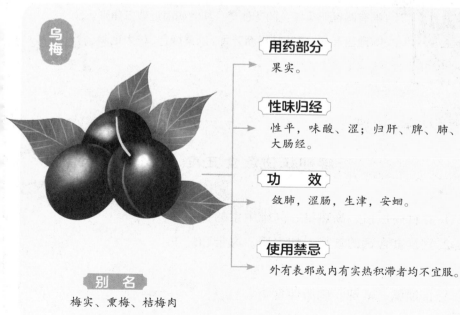

乌梅

用药部分
果实。

性味归经
性平，味酸、涩；归肝、脾、肺、
大肠经。

功　效
敛肺，涩肠，生津，安蛔。

使用禁忌
外有表邪或内有实热积滞者均不宜服。

别　名
梅实、熏梅、桔梅肉

打坠腰痛

[方　源]　《本草纲目》卷十四·补骨脂条。

[病　征]　打坠腰痛，瘀血凝滞。

[组　成]　补骨脂（炒）、茴香（炒）、辣桂等分。

[用　法]　上药为末，每热酒服二钱。

损伤腰痛

[方　源]　《本草纲目》卷二十八·冬瓜条。

[组　成]　冬瓜皮。

[用　法]　上药烧研，酒服一钱。

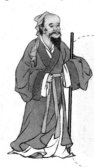

·中·草·药·鉴·别·

　　茴香的果实呈黄绿色至棕色，为细圆柱形，顶端有圆锥形黄棕色的花柱基。其横切面近似五角形。味微甜而辛，气味特异而芳香。以黄绿色、粒大饱满气味浓者为最佳。

 注意事项

腰部扭伤饮食宜忌

宜食：

1. 宜食高蛋白、高热量、高维生素的食物。

2. 宜食富含钙的食物，如牛奶、海带和虾皮。

忌食：

忌食油腻、辛辣、刺激性食物。

风湿性或类风湿关节炎

风湿性或类风湿性关节炎指肌肉和关节等处酸痛、麻木、屈伸不利，甚则关节肿大、灼热的一类病征。风湿性关节炎常发于膝、肩和踝等大关节；类风湿性关节炎常发于手足、指、腕、趾和踝等小关节及脊柱关节。常常伴有皮下结节、全身不适、贫血和血沉增快、关节肿痛等症状。早期和急性期发病，导致运动障碍，关节呈红、肿、热、痛等。中医常常依据其致病因素和病理特点分为痛痹、行痹、着痹和热痹等。

麻痹疼痛

[方　源]　《本草纲目》卷十七·附子条。

[病　征]　手足麻痹，或瘫痪疼痛，腰膝痹痛，或打仆伤损闪朒，痛不可忍。

[组　成]　生川乌（不去皮）、五灵脂各四两，威灵仙五两。

[用　法]　上药洗焙为末，酒糊丸梧子大。每服七至十丸，盐汤下，忌茶。此药常服，其效如神。

头风湿痹

[方　源]　《本草纲目》卷二十四·大豆黄卷条。

[病　征]　诸湿痹，筋挛膝痛，胃中积热，口疮烦闷，大便秘涩。

[组　成]　大豆黄卷（炒熟捣末）一升，酥半两。

[用　法]　上药和匀，食前温水服一匙，日二服。

劳损风湿

[方　源]　《本草纲目》卷五十·牛条。

[组　成]　牛髓、羊牛脂各二升，白蜜、姜汁、酥各三升。

[用　法]　上药煎三上三下，令成膏。随意以温酒和服之。

风痹冷痛

[方　源]　《本草纲目》卷十五·麻黄条。

[组　成]　麻黄（去根）五两，桂心二两。

[用　法]　上药为末，酒二升，慢火熬如饧。每服一匙，热酒调下，
　　　　　至汗出为度。避风。

风痹筋急肿痛

[方　源]　《本草纲目》卷十八·白蔹条。

[病　征]　风痹筋急肿痛，展转易常处。

[组　成]　白蔹二分，熟附子一分。

[用　法]　上药为末。每酒服半刀圭，日二服。以身中热行为候，
　　　　　十日便觉。忌猪肉和冷水。

风湿走痛

[方　源]　《本草纲目》卷十七·乌头条。

[组　成]　乌头（两头尖）、五灵脂各一两，乳香、没药、当归各三钱。

[用　法]　上药为末，醋糊丸梧子大。每服十丸至三十丸，临卧温

麻黄

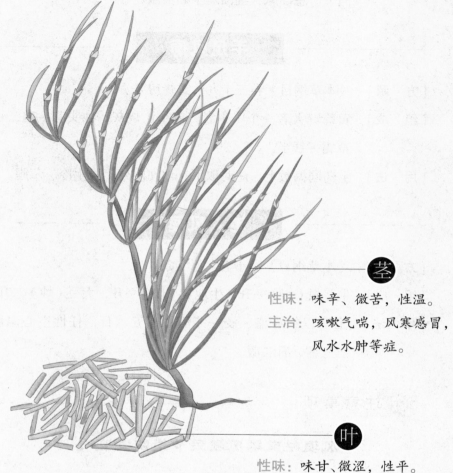

茎

性味：味辛、微苦，性温。
主治：咳嗽气喘，风寒感冒，
　　　风水水肿等症。

叶

性味：味甘、微涩，性平。
主治：盗汗，自汗等症。

产地分布：分布于辽宁、吉林、内蒙古、宁夏、山西、河北、
　　　　　河南等地。

形态特征：小枝圆形，对生或轮生，干后截面髓部呈棕红色。
　　　　　叶对生，叶片退化成膜质鞘状，下部合生。肉质红
　　　　　色，卵圆形或半圆形。

功　　效：解表祛风，宣肺平喘，利水消肿，止痉。

酒下。忌油腻、湿面。孕妇勿服。

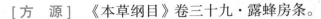
手足风痹

[方　源]　《本草纲目》卷三十九·露蜂房条。

[组　成]　黄蜂窠大者一个（小者三四个）烧灰，独头蒜一碗，百草霜一钱半。

[用　法]　上药同捣敷上。一时取下，埋在阴处。忌生冷、荤腥。

老人风湿

[方　源]　《本草纲目》卷十五·恶实条。

[组　成]　牛蒡根（切）一升，生地黄（切）一升，大豆（炒）二升。

[用　法]　上药以绢袋盛，浸一斗酒中，五六日，任性空心温服二三盏，日二服。

 注意事项

风湿性或类风湿关节炎饮食宜忌

宜食：

1. 宜食清淡、易消化的食物。

2. 宜食富含蛋白质、维生素的食物。

忌食：

忌食辛辣、刺激性食物。

206

中草药服药时间

一般而言，若病在胸膈以上，如肺脏、头面部疾患，应先进食后服药，这样可以使药物向上走，更好地接近病位；若病在胸腹以下，如脾胃、肛肠处，应先服药后进食，这样使药物能够下沉靠近病灶，更好地发挥治疗作用；若病在四肢血脉，适宜选择早晨空腹服药；若病在骨髓，应选择在晚上吃饱饭以后服药。

按照中医时间医学的理论，人体十二脏的气血运行与时辰密切相关，不同的中药应选择合适的时间进服。

补肾药、行水利湿药和催吐药应在清晨服用。

快到中午的时候，阳气升腾的力量最大。服用发汗解表药更利于将致病的外邪驱逐体外。

至于驱虫和泻下药，则适宜在夜晚空腹服用。由于夜晚 21~23 时是肾脏功能最虚衰的时候，这时服用滋养阴血药，能加快吸收，更好地发挥药效。

对于安神药，应在临睡前服用，以便卧床后及时进入睡眠状态。

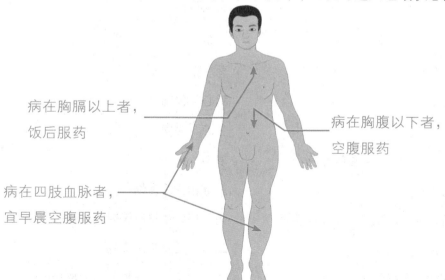

病在胸膈以上者，饭后服药

病在胸腹以下者，空腹服药

病在四肢血脉者，宜早晨空腹服药

服药禁忌速查表

服用中药时，应当避免进食与方药作用相反的食物，以免带来不好的影响。其中，油腻、腥臭、煎炸等不易消化或有特殊刺激性食物，是服药的禁忌。

药物及病证	忌口食物
甘草、黄连、桔梗、乌梅	猪肉
土茯苓	醋
苍术、白术	大蒜、桃、李
荆芥	鱼、蟹、河豚、驴肉
天门冬	鲤鱼
蜂蜜	生葱
鸡肉	鲤鱼
丹参、茯苓、茯神	醋及一切酸
薄荷	鳖肉
鳖甲	苋菜
地黄、何首乌	葱、蒜、萝卜
吴茱萸	猪心、猪肉
常山	生葱、生菜
人参、西洋参、边条参等补药	萝卜、大蒜
发汗药	酸涩和生冷食物
疮、疖、肿毒以及皮肤瘙痒等疾病	鱼、虾、牛羊肉等有腥膻味的食物
头昏、失眠、性情急躁	胡椒、酒及辛辣食物
伤风感冒或出麻疹	生冷、酸涩、油腻的食物及补药

中药服药注意事项

　　中药的作用最注重的是对症，而且使用的药量和搭配都有一定的标准，要遵照医嘱使用。如果随意更改组方或者改变使用数量，或者服药方法不当，都会带来一定影响，甚至会中毒。因此，在使用中药时，要注意中药的配伍禁忌、分型服药禁忌等方面。

中药配伍

　　某些药物因组方后可能会发生相反、相恶的关系，使彼此的药效降低，甚至引起毒副反应。《本经·序例》指出："勿用相恶、相反者。"相恶配伍可能使药物某些方面的功效减弱，但同时是一种可以利用的配伍关系，并非绝对禁忌。而"相反为生害，于相恶"，是指相反的药物一起使用可能会危害健康，甚至危及生命。所以相反的药物原则上禁止配伍应用。

分型服药

　　解表药如治感冒的药应趁热服用，并在服后加衣盖被，或进食少量热粥，以增强发汗的效果。寒证要热服，热证要冷服。

　　对于丸剂、颗粒剂，颗粒较小的可以直接用温开水送服，颗粒较大的要分成小粒吞服，质地坚硬的可以用开水融化后再服用。

　　对于散剂和粉剂，最好用蜂蜜调和服用，或是装进胶囊中吞服，以免呛入喉咙。蜜膏剂用开水冲服较好，若直接入口吞咽，容易黏住喉咙引发呕吐。

　　此外，冲剂可以直接用开水冲服，糖浆剂可以直接吞服。

减轻苦味

　　因为味蕾的存在，所以我们喝中药时会觉得很苦。其实味蕾对苦味的感觉强度与温度有关，一般在37℃时感觉最苦。如果服用时高于或低于这个温度就会感觉舒适很多。因此，为了减轻中药汤剂的苦味，可以配用一些甜味中药或加入适量的糖，或者等温度降到37℃以下再服用。经验表明，进食中药汤剂味觉最好的温度，在初春、深秋时为42℃左右，春末、早秋或夏秋时以34℃为佳。

此外，尽快将汤药喝下去，缩短药汁与味蕾的接触时间，并在服用后漱口，减少药汁的残留，也可以减轻中药汤剂的苦味。

孕妇禁用中药

某些药物具有损害胎元以致堕胎的作用，所以应作为妊娠禁忌的药物。根据药物对于胎元损害程度的不同，一般可分为慎用与禁用两大类。慎用的药物包括通经祛瘀、行气破滞及辛热滑利之品，如桃仁、红花、牛膝、大黄、枳实、附子、肉桂、干姜、木通、冬葵子、瞿麦等；禁用的药物是指毒性较强或药性猛烈的药物，如巴豆、牵牛、大戟、商陆、麝香、草三棱、莪术、水蛭、斑蝥、雄黄等。凡禁用的药物绝对不能使用，慎用的药物可以根据病情的需要斟酌使用。

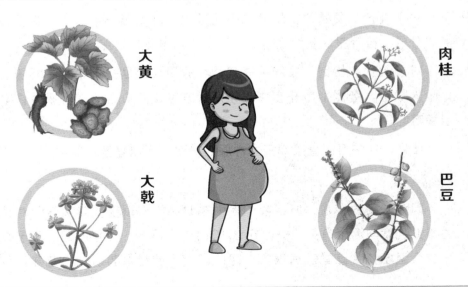

大黄

肉桂

大戟

巴豆

中药材的贮藏方式

中药材如果保存不当，很容易让原本的功效降低，甚至发生霉变，因此，短时间服用不了的药材一定要注意保存好。

一、干燥

中药材的含水量超过15%时，很容易发生虫害、霉变等。所以，对含水量高的药材，要借助高温、太阳、风、石灰干燥剂等力量，选用晒、晾、烘、微波、远红外线照射等方法，将含水量降到15%以下。

目前，降低中药材含水量最常用的方法是：把药材摊在席子上，摆在太阳下晒。若条件允许，可以用架子把草席架空。对于一些含水分或淀粉较多的药材，如贝母、百合、延胡索等，应先用开水烫煮或蒸，再在太阳下晒。有些药材不耐久晒，如麻黄，久晒后有效成分的含量会减少，应放在通风的室内或遮阴的棚下阴干。此外，有些高价药材容易生虫、发霉，如人参等，应密封保存，用石灰保持药材干燥。

值得注意的是，药材在干燥前都要充分散开，使其干燥均匀，避免局部含水量超标发生霉变。同时为了保持药材的纯净度，干燥时应清洁通风，干燥器械要干净无污染。

二、合理贮藏

贮藏中药材时要注意以下六点：

1. 低温

霉菌和害虫在10℃以下不易生长，且泛油、溶化、粘连、气味散失、腐烂等药材的变质反应在低温时也不易发生，所以将药材放在阴凉干燥处（如冰箱），有利于保存其有效成分。

2. 避光

像花叶类那种在光照时容易起变化的药材，应贮藏在暗处及陶瓷容器、有色玻璃瓶中，避免阳光直接照射。

3. 分类

根据药材特点分类保管，如栝楼等肉质、甜香的药材易生虫，应放在熏库；远志、半夏等易霉变，应注意通风、日晒。另外，剧毒药材更应贴上醒目的标签，由专人保管，防止误用中毒。

4. 密封

种子类药材(如白扁豆、麦芽、薏苡仁等)，密封保存可防止老鼠撕咬；容易风化（如芒硝等）和挥发（如冰片等）的药材，密封保存可避免有效成分丢失。密封时，将药品放在干净的玻璃瓶中后，盖严瓶盖，用蜡转圈滴在瓶口处封严即可。另外，陶瓷罐、真空袋也是不错的密封容器。

5. 合藏

将花椒与有腥味的动物类药材（如地龙等）一起存放，可防止动物类药材虫蛀变质；将泽泻与丹皮放在一处，泽泻不易虫蛀，丹皮不易变质。

6. 杀虫

对桑螵蛸、露蜂房等动物药保存前要蒸熟，避免虫卵孵化；同时可用化学药物熏杀害虫，通常保存少量的药材时可将硫黄点燃生成二氧化硫熏蒸，保存大量的药材时可喷洒氯化苦熏蒸。